삼차신경통과
함께
살아가기

**몸/ 마음/ 환경의 밸런스로
통증 극복하는 법**

삼차신경통과 함께 살아가기

초판인쇄 2021년 6월 1일
초판발행 2021년 6월 5일

지은이   김하진
펴낸곳   도서출판 밝은강
편집   최윤호
디자인   임병우

출판등록 제2021-000004호
주소   인천 중구 영종대로 114, 516호(운서동, 공항그린파크)
대표번호 1668-2673
팩스   0504-415-1296
이메일   lifedesigner4you@gmail.com
ISBN   979-11-974441-1-1 (03510)

삼차신경통과
함께
살아가기

**몸/ 마음/ 환경의 밸런스로
통증 극복하는 법**

김하진 지음

밝은강

열심히 공부하던 나의 환자가
'투병의 안내서'를 썼다

삼차신경통은 신경과·신경외과에서도 매우 다루기 까다로운 질병 중 하나이다. 아직까지 정확한 발병 원인은 알지 못하고, 완치가 어려운 난치병인데다, 발병 빈도도 흔하지 않고 병의 양상도 일관되지 않아 난해하기 이를 데 없다. 얼마나 고통스러운 질병이면 자살을 유도하는 병(The suicide disease)이라는 별명도 있다. 최근까지의 연구를 종합해서 어려운 발병 기전을 간단하고 쉽게 설명하면, 모든 신경은 신경 수초(myelin sheath)가 전기줄의 피복처럼 신경을 감싸서 보호하고 있다. 그런데 신경 수초가 염증에 의하여 퇴행성 변화가 오거나 손상 등을 받게 되면 국소적으로 탈수초화(demyelination)가 되어 신경의 보호기능이 떨어지게 된다. 뇌안의 중추신경인 삼차신경이 뇌간(腦幹, 숨골, brain stem)에서 나오면서 중추신경에서 말초신경으로 이행되는 부위를 신경근진입영역(Root Entry Zone, REZ)이라고 하는데 이 부위가 혈관이나 종양 등에 의하여 압박을 받으면 신경의 절연 및 보호기능이 떨어지면서 통증에 대한 역치(閾値, threshold)의 변화가 생기면서 극심하고 다양한 통증이 발생되는 것으로 알려져 있다. 현재까지의 치료 방법들이 어느 것 하나도 완벽한 것이 없다보니 환자들도 혼란스러워하고 이 병원 저 병원을 전전하며 고생하는 경우가 많다. 그러니까, 적절한 투병 지침서 같은 것이 절실히 필요하다.

나의 환자였던 김하진 교수(우리 병원에서 치료를 받던 당시는 저자가 대학교수였기에 항상 김하진 교수라고 불렀다)가 이 책을 내겠다고 알려왔을 때, 반가운 마음을 금할 수 없었다. 김 교수가 책을 쓸 만큼 건강해졌다는 뜻이기도 하고, 환자의 입장에서 꼭 필요한 것을 정리한 책이 필요하다는 것을 절실히 알고 있었기 때문이기도 하다.

나는 과거에 뇌와 척추 수술을 주로 했던 신경외과 전문의였고, 뜻한 바가 있어 최근 10년 넘게 기능의학적 개념으로 난치병을 치료해온 의사이다. 기능의학은 몸의 한 부분만을 보는 것이 아니라, 몸 전체의 기능이 조화롭고 원활하게 기능하도록 하여 질병의 근본적 치료를 하는 것을 중시한다. 김하진 교수가 한창 통증으로 고생하던 시기에 내가 원장으로 있는 병원에 와서 여러 가지 검사와 진료를 받고 다양한 치료를 받았다. 김 교수는 내가 시술하고 있던, 한국에서는 매우 드문 치료법인 양자치료(Quantum Medicine)도 이미 잘 알고 있었고, 새로운 방법의 여러 가지 치료에 대하여 열린 마음을 가지고 기꺼이 임하던 환자였다. 본인 스스로가 본인의 병에 대하여 아주 열심히 공부했다는 점에서도 보기 드문 환자였다. 치료에 매우 성실하게 임하는 것은 물론이었다. 본인의 병이 몸과 마음을 모두 다스리지 않으면 안 된다는 믿음으로, 심리학과에서 다시 제2의 전공으로서 전문적인 공부를 하고 있던 모습이 잊히지 않는다. 수동적으로 치료를 수용하는 대부분의 환자들과 매우 다른 모습이었다.

　김 교수는 이 책에서 몸과 마음, 그리고 환경의 균형을 중시하고, 그 각각의 영역에서 삼차신경통 등 뇌신경관련 질환 환자가 취할 수 있는 노력과 방법에 대해 기술하고 있다. 기능의학도 저자가 추구하는 몸과 마음, 환경의 균형을 중시한다는 점에서 일맥상통한다고 볼 수 있 다. 이 책에서 강조된 것은 환자들뿐만 아니라 아직 큰 질병(특히 만성 질환)에 노출되지 않은 일반인들도 지켜야 할 근본적이고도 기본적인 삶의 수칙이라고 본다.

　기능의학의 개념으로 진료하는 의사들은 환자들이 자신의 몸의 정 확한 현재 상태를 확인하고, 모자라고 부족한 부분은 채우고, 지나친 부분은 주의하도록 경고하며, 병과 좀 더 잘 싸워나갈 수 있도록 최선의 노력을 다한다. 그러나 결국은 환자 자신이 좀 더 자신의 몸을 잘 관리하지 않으면, 외부의 노력은 헛되이 끝나기 쉽다. 바로 그런 태도를 이 책은 일깨워주고 있다.

삼차신경통에 대한 일반 환자들을 위한 적절한 지침서가 전혀 없던 현실에서, 이 책은 많은 삼차신경통 및 뇌신경과 관련된 질환을 가진 환자들에게 가뭄의 단비와 같은 책이 되어 줄 것이라 확신한다. 더욱이 삼차신경통으로 오랜 기간 고생해온 환자 자신이 직접 저술했다는 면에서, 의료진으로서는 미처 생각지도 못했던 정보들을 환자들과 비슷한 눈높이에서 이해하기 쉽게 적절히 다른 환자들에게 전해주고, 그들의 투병의 길잡이가 되어 주리라 생각한다. 15년 투병 생활을 통해 겪은 많은 경험과 시행착오가 다른 환자들에게 시행착오를 줄여주는 역할을 할 것이라 기대한다.

환자는 우리 의사들의 영원한 스승이며, 통증이란 상대적인 개념이고 역치(Threshold)는 사람마다 다르고 같은 사람도 시기와 주변 상황에 따라 달라지기 때문에 특히 만성 통증에서는 심신의학의 중요성이 다시 한번 강조되는 부분이다.

저자가 병과 싸우면서 얻은 삶에 대한 통찰과 지혜는 또한 모든 독자들에게 자신을 돌아보고, 각자의 인생에서 소중한 것을 챙겨보게 하는 계기가 될 것이다. 이 책을 통해 많은 사람들이 용기와 희망을 얻기를, 또한 나의 환자였던 김 교수가 더 건강하고 의미 있는 삶을 사는 힘을 얻기를 기원한다.

삼차신경통 속에서 얻은 통찰
많은 이의 희망이 되길

내가 삼차신경통이라는 병에 대해 처음 들은 것은, 김하진 박사를 만났을 때다. 김 박사는 이미 디자인학 박사이자 대학교수로 재직하고 있으면서, 내가 근무하는 학교의 상담심리학과에 박사과정 학생으로 입학했다. 우리 학과가 사회의 다양한 분야에서 리더의 위치에 있는 분들이 많이 있는 곳이긴 하나, 현직 교수가 입학하는 것은 이채로운 일이라 김 박사에게 관심이 갔다. 입학면접을 볼 때부터 인상적이었다. "건강이 너무 안 좋아서, 아무래도 마음부터 공부를 해야겠다는 생각이 들어 입학을 결심했다"고 한다. 도대체 무슨 병이길래, 얼마나 아프길래 저런 결심을 했을까 궁금해하던 기억이 떠오른다.

김하진 박사는 처음부터 삼차신경통이 심인성이라고 생각한다고 본인의 생각을 밝히며, 대학원 과정 처음부터 박사학위 논문 주제를 '삼차신경통'이라고 확실하게 정해놓았다. 그래서 나도 삼차신경통이라는 희귀한 질병에 관심을 가지게 되었고, 김 박사로부터 간간이 건강상태나 삼차신경통에 대한 생각을 전해듣곤 하면서 이 병이 얼마나 고통스럽고 삶의 질을 떨어뜨리는지 이해할 수 있었다.

　김 박사가 삼차신경통 책을 썼다는 사실을 알게 됐을 때 나는 깜짝 놀랐다. 한번 통증이 시작되면 얼마나 사람을 피폐하게 만드는지 김 박사를 옆에서 지켜보면서 이미 알고 있었고, 그리고 김 박사가 처한 상황이 한가롭게 책을 쓰고 있을 상황이 아님을 익히 알고 있었기 때문이다. 더욱이 대한민국에서 삼차신경통을 주제로 한 책이 정식으로 출간된 것은 이 책이 처음이라고 한다. 원고를 읽어나가며 투병 경험이 생생하게 살아있고, 다른 환자들을 향한 애틋한 애정이 느껴졌다. 삼차신경통 관련 정보가 척박한 대한민국의 환자들에게 본인의 체험담이 담긴 환자 자신이 쓴 책이라 여러 환자들에게 큰 도움이 될 듯하다.

김 박사가 한 인간으로서 15년이라는 오랜 세월을 병과 싸우고 달래가며 겪은 다양한 경험들, 건강과 고난이라는 인생의 굴곡을 겪으면서 가지게 된 통찰력과 깨달음, 학자로서 단련된 논리력과 관찰력 등이 총 망라된 이 책을 읽으며 선생인 나도 내 삶을 돌아보게 된다. 그동안 김 박사가 병을 치유하기 위해 부단한 노력을 해온 것은 알고 있었으나, 이 책을 통해 그녀가 살아낸 삶을 생각하며 그 많은 고통을 이겨낸 의지에 찬사를 보내지 않을 수 없다. 영국 속담 하나가 떠오른다. '잔잔한 바다는 노련한 항해사를 만들 수 없다'.

　이 책은 단지 통증 그 자체로서만 삼차신경통을 바라본 것이 아니라, 몸과 마음과 정신, 그리고 환경이라는 한 사람과 직결된 모든 영역에서의 다양한 시각으로 접근하고 있다. 게다가 영성의 측면에서 질병이 주는 삶의 의미까지 통찰해내고 있다는 측면에서 통합적인 관점을 제시하고 있다. 우리의 몸과 마음이 철저하게 하나의 시스템으로 서로 얽히고설켜 작동하고 있음을 체화된 지식으로 보여주고 있다.

최근 뇌과학이 심리학과 융합되면서 몸과 마음은 아주 긴밀한 관계를 맺으며 상호 영향을 주고받는다는 사실이 가시적인 방식으로 진실로 밝혀지고 있다. 몸과 마음 깊은 곳에 자리잡은 원인을 찾아내고, 삶의 밸런스를 회복해야 건강을 되찾을 수 있다. 삼차신경통 역시 이러한 큰 틀에서 접근하다 보면, 완전히 고통에서 탈출할 수는 없더라도 통증을 관리하면서 일상이 주는 소소한 행복감을 느낄 수 있을 것이다. 김 박사처럼. 온몸으로 생생하게 체험한 결과를 세상에 던져주고 있는 김 박사의 통찰력이 이 책에 고스란히 녹아있다.

이 책은 삼차신경통에 관한 자료와 정보의 불모지인 이 땅에서, 삼차신경통 환자는 물론, 관련 질환 및 이유를 알 수 없는 만성통증에 시달리는 많은 분들에게 많은 이해와 통찰을 주는 귀중한 자료가 될 것이다. 힘겹게 일궈낸 김 박사의 건강과 삼차신경통에 대한 지적 성과가 앞으로 더욱더 무르익어가길 기대한다. 아울러, 이 책을 통해 많은 삼차신경통 환자들이 삶의 균형감을 찾고, 치유될 수 있다는 희망을 갖게 되길 기원한다.

목차

제2부 삼차신경통에 사로잡힌 몸/ 마음/ 환경

제3부 삼차신경통을 관리하는 몸/ 마음/ 환경

고통은 우리의 삶을 바꾼다

흔히들 '인생은 고해'라고 말한다. 고통의 바다라는 뜻이다. 나는 그 말이 잘 와닿지는 않았었다. 내가 엄청난 고통과 마주하기 전까지는.

어느 날, 내 인생을 뒤바꾼 고통이 찾아왔다. 삼차신경통이라는 질병이다. 그때까지 들어본 적도 없는 질병이다. 많이 알려져 있지도 않고, 뚜렷한 해법도 없는 질병. 그런데 그 극심한 고통으로 인해 '통증의 왕'이라고 불린다. 그것이 15년 전의 일이다. 내 삶에 진정한 고통이 찾아온 것이다. 그리고 그 고통은 내 삶을 통째로 바꿔놓았다.

삼차신경통이라는 병에 걸렸다는 것을 알고 도대체 뭔가 싶어 공부를 시작했다. 놀라울 정도로 알려진 바가 적었다. 자료도, 정보도, 도움을 받을 곳도 적었다. 명색이 공부하는 사람이니, 스스로 알아봐야겠다고 결심하고 삼차신경통 공부를 시작했다. 발병 초기, 내 삶이 걸린 문제이니 미친 듯이 집중했다. 오랜 시간과 노력을 들여 정보를 모으고, 사람을 만나고, 의료진의 도움을 받았다. 그러면서 나만 이같은 고통에 시달리는 것이 아님을 알게 됐고, 도움이 될만한 정보를 공유하는 것이 중요하다는 것을 알게 됐다. 그래서 나름의 정보를 모으고 정리해 책을 만들어야겠다는 생각을 하게 됐다.

삼차신경통은 잘 알려지지 않은 병이고, 제대로 이해하기도 쉽지 않은 병이다. 게다가 그 고통 자체가 엄청나다 보니, 공부와 정리가 너무나 힘든 일이고, 많은 시간이 필요했다. 내 삶의 곡절들을 이겨가면서, 투지와 사명감에 범벅이 된 시간들을 보내면서, 조금씩 성과를 만들어낼 수 있었고, 그 결실을 지금 책으로 정리하게 되었다.

삼차신경통을 연구하면서 깨달은 것은, 한 사람이 어떤 중대한 병에 걸린다는 것은 한두개의 단순한 원인으로 인한 것이 아니라, 수십 수백 가지의 원인들이 복합적으로 작용한 결과라는 것이다. 한 사람의 몸과 마음, 그리고 그를 둘러싼 환경적 요인들이 합쳐져 질병이 생긴다. 즉 내 몸의 현재 상태는, 그동안 살아온 수많은 날들과 수많은 요소들이 중첩된 결과라는 뜻이다.

　나의 삼차신경통을 들여다보면서, 삼차신경통 카페 회원들의 경험담을 읽고 들으면서, 환자들마다 제각각의 사연과 이유가 있고, 투병 노하우가 있다는 것을 알게 되었다. 그런 가운데서 접점을 찾기 위해 노력하고, 공유해야 할 정보를 골라내었다. 내 나름의 투병철학도 정립해 갔다. 결국 몸과 마음으로 이해하고 분명한 가치관을 정립해야 이 미묘한 질병과 싸울 수 있기 때문이다.

그러한 노력의 결과물과, 나 자신의 경험들을 이 책의 기틀로 삼았다. 갑자기 만난 삼차신경통이라는 고통스러운 질병 앞에서 당혹해 하고 있을 초기 환자들에게 꼭 필요한 기본적인 지식을 제공하고, 내가 터득한 생각의 길을 더해 모든 환자들이 스스로 생각하고 이해하면서 투병과 극복, 공생할 수 있는 길을 제시하고 싶었다.

나는 삼차신경통을 통해 참으로 많은 것을 배우고, 경험하고, 내려놓고, 깨달았다. 심지어 내 삶에 어떤 뜻이 있다고 믿게 되었다. 삼차신경통이 내 삶을 돌아보는 계기가 되었다. 그래서 이 책이 단순히 한 질병에 대한 글이 아니라, 질병을 통해 자신의 삶에 대한 통찰력을 갖는 계기를 가질 수도 있다는 의미를 주길 희망한다.

이 자리를 빌려 '삼차신경통을 가진 사람들의 모임' 카페에서 본인들의 경험과 지식을 공유하고, 다른 사람들의 고통과 아픔에 공감하고 그들에게 지지를 보낸 카페 회원들께 깊은 감사의 인사를 드린다. 이 책에는 수많은 삼차신경통 카페 회원들의 노력과 시행착오들이 녹아있다. 나의 질병을 치료하고 투병 생활을 안내해준 의료진들의 고마움은 이루 말할 수 없다. 힘들어하는 나를 도우면서 내 삶이 무너지지 않도록 지켜준 가족과 친구, 지인들 또한 진정 고마운 사람들이다. 이 책을 보기 좋게 정리하고 아름답게 꾸며준 친우 임병우 교수와 멋진 원고 편집뿐만 아니라 많은 조언과 도움을 준 파워팩토리동행 최윤호 대표께 깊은 감사의 마음을 전한다.

삼차신경통은 이해하기도 어렵고 관리와 치료 또한 힘든 질병이다. 그래서 이 책을 내는 나 자신 또한 아직 해야할 것들이 많이 있다. 이 책과 앞으로의 내 삶이 삼차신경통을 조금이라도 더 잘 이해하게 되

고, 좀 더 현명하고 행복한 투병 생활이 가능해지는 방법을 찾는 것에
쓰여지길 기원한다.

인생은 고해이고, 고통은 우리의 삶을 뒤흔들어 놓지만, 그 속에서
도 길을 찾고 희망을 향해 나아가는 것은 우리 삶의 몫이라 믿는다.

제1부

내 삶을 바꾼
삼차신경통

1장

인생의 복병이 된 삼차신경통

1. 어느날 갑자기 찾아온 찌릿함

나에게 처음 삼차신경통 증상이 온 것은 2007년 여름, 어학연수를 빙자한 휴가로 중국 상하이에서 지낼 때였다. 어느 날 이를 닦는데 송곳니 위쪽 잇몸이 마치 감전이 된 것처럼 찌릿했다. 뭐지? 해외에 있는 터라 어떻게 할 수도 없고, 일단 서울로 돌아가면 치과부터 가야겠다 생각했다. 한국에 귀국하자마자 치과에 갔지만 아무런 이상이 없다고 했다.

그러나 이 찌릿찌릿함은 조금씩 강도를 더해갔다. 나중에는 위아래 어금니, 송곳니를 종횡무진하면서 전기감전 같은 통증이 오기 시작했다. 밥을 먹는 것도 힘든 지경이 되자, 다른 치과를 찾았다. 정밀 검사를 해도 이상 무(無), 또 다른 치과를 가도 마찬가지 결과였다.

그러던 중 한 치과에서 치아에는 문제가 없으니 이비인후과로 가

보라고 했다. 그날로 이비인후과에 갔지만 이상을 발견하지 못했고, 그 이비인후과에서 통증의학과를 가보라고 했다. 그렇게 우여곡절 끝에 찾아간 통증클리닉에서 처음으로 원인불명의 삼차신경통으로 진단명이 나왔다, 요즘처럼 기계가 정밀한 것도 아니고 대학병원도 아니긴 했지만, 일단 MRI상으로 뇌에는 별 이상은 없는 것으로 나타났다.

그때부터 영문도 모르고 통증클리닉에서 하라는 대로 이틀에 한 번꼴로 병원에 가서 얼굴 여기저기에 주사를 맞고(아직도 나는 이 주사의 정체를 모른다), 할머니·할아버지들 사이에 누워 물리치료를 받았다. 지금 생각하면 조금 어처구니없는 일이기는 한데, 정작 내 병에 대한 자세한 이야기는 들을 수가 없었다. 그저 계속 뭔지 모를 안면주사, 영양 링거, 물리치료와 테그레톨이라는 약을 처방받아 시키는 대로 따라가는 나날들이 한동안 계속 이어졌다. 보험도 안 되는 치료를 계속 받는 것도 부담스러웠고 (당시는 내가 그 후에 얼마나 많은 돈을 쓰게 될지 상상도 못 하던 때였다) 통증도 좀 나아지는 듯하여 물리치료를 중지했다.

통증은 잠잠하다가, 다시 오기를 반복했다. 그 당시는 내가 치과·이비인후과에서 겪은 것처럼 신경과 외의 의사들은 삼차신경통의 존재조차 모를 정도로 희귀한 편이었고 정보도 귀했다. 인터넷을 아무리 뒤져도 삼차신경통에 대한 자료는 찾기가 어려웠다. 그때는 이런저런 대체의학 치료사들이 삼차신경통의 존재에 대해 알기만 해도 쉽게 환자들을 모을 수가 있던 시기였다. 병원에서는 완치 불가능하다고 하니, 완치를 장담하는 사람이 있기만 하면 그곳이 어디든 지푸라기라도 잡는 심정으로 전국을 찾아다녔다. 삼차신경통 환자들은 인터넷을 뒤지며, 삼차신경통에 대해 안다고만 해도 그곳으로 쫓아다녔다. 서울 강남의 한의원에서 만난 삼차신경통 환자를 먼 지방의 치료원에서 만나기도 했다. 모두 어떻게든 삼차신경통을 고쳐보겠다고 눈물겹게 뛰어다니는 모습이었다.

우리 같은 환자가 정확하고 자세한 정보를 접하는 것은 참으로 어려운 일이었다. 내가 처음에 인터넷 조사를 시작했을 때, 거의 자료가 없던 시절이다보니 영어로 'trigeminal neuralgia' 즉 삼차신경통을 검색하니 위키피디아의 설명이 제일 먼저 나왔다. 나는 15년 전에 본 그 문장 하나를 아직도 생생하게 기억한다. "Most painful known to humanity(인류에게 알려진 가장 큰 통증)"- 정확하게 이렇게 적혀 있었다. 그 외에도 통증의 왕, 출산보다 더한 고통, 자살률 1위 등등 이 병을 묘사하는 단어들은 한마디로 무시무시했다. 너무나 무섭고 절망적이었지만, 나는 그때만 해도 내가 이런 병을 가지고 있다는 것을 믿지 않았다. 아니, 믿고 싶지 않았다.

나는 성인이 된 이래 조금 완벽주의적인 성향을 가지고 있었다. 뭐든 최상의 상태로 만들지 않으면 직성이 풀리지 않는 편이었다. 사는 환경도 어떻게든 최상으로 만들어야 하고, 일도 최상으로 열심히 하고, 최상의 결과를 내고, 나 자신도 어떻게든 항상 발전시켜서 좀 더 나은 사람으로 만들기 위해 치열하게 살고 있었다. 그런 내가 이런 말도 안 되는 병에 걸리다니, 있을 수 없는 일이었다. 견딜 수 없었다. 나는 어떻게든 나를 도로 최상의 상태로 돌려놔야 했다.

지금은 이러한 삶의 방식이 결국 나를 병으로 이끌었으리라는 것을 알지만, 그때는 혼란과 당황, 공포에 사로잡혀, 이런 통증을 가지고서는 도저히 살 수 없겠다는 생각을 했다. 수술은 일단 피하고 어떻게든 낫게 해보자는 결심을 했다. 그래서 돈이 얼마가 들든, 시간과 노력이 얼마가 들든, 병을 고치는 것을 최우선으로 하면서 몇 년을 살아왔다. 그러나 그토록 많은 돈과 시간과 노력을 들였음에도 병은 낫지 않았다.

통증기와 무통기를 겪어가면서 그래도 어떻게든 버텨보겠다고 생각하는 와중에, 갑작스럽게 통증이 심해지고 말로만 듣던 엄청난 극통기로 접어들게 되었다. 그 당시 나는 건강을 챙기는 것이 우선이라고 생각하였기에 좀 쉬려고 결심하고, 하던 사업을 접을 준비를 하고 있었다. 그리고 이제 좀 천천히 당시 나에게 무거운 숙제였던 박사 논문이나 진행하자고 계획하던 때였다. 사업도 접고, 진행하던 논문에서도 완전히 손을 떼고, 나의 인생이 그야말로 올스톱되는 상태가 되었다. 그때까지 나는 쉴새없이 달리며 열심히 살아왔던지라, 나의 의지와는 상관없이 갑작스럽게 아무것도 할 수 없게 되자 쉬는 게 쉬는 것 같이 느껴지지 않았다. 고통과 함께하는 쉼은 그저 '인생의 정지' 외에는 아무것도 아닌 듯 느껴졌다. 삶의 질은 만신창이가 되었다.

내가 왜 이런 꼴까지 당해야 하나 하는 의문을 느끼는 것조차도 사치스러운 일이었다. 밥을 먹을 수도, 말을 할 수도, 얼굴을 씻을 수도, 양치를 할 수도 없었다. 걷는 것조차도 통증이 울려 걸을 수도 없었고,

도로가 조금만 거칠어도 충격이 와서 운전도 할 수 없었다. 몇 날 며칠이고 먹는 것은커녕 물조차도 먹기 힘든 상황이 계속되자 나의 얼굴과 몸은 말그대로 해골바가지같이 변해갔다. 거무튀튀하고 시퍼렇기까지 한 나의 얼굴은 더 이상 살아있는 사람이 아닌, 저승에 한 발을 담그고 있는 것 같이만 보였다. 그러나 그때 당시는 극도의 통증에 시달리고 있었기에, 그러한 나의 외관은 거의 신경이 쓰이지도 않았고 문자 그대로 폐인이 되어가고 있었다.

지금 생각해 보면 당시 위험했던 것은 나의 정신 상태였다. 나는 그때 극도의 분노와 우울, 그리고 공포를 겪었다. 특히 분노의 감정은 나를 완전히 사로잡고 있었는데, 그것은 바로 내 몸에 대한 분노였다. 통증을 받아들이는 것 외에는 아무것도 할 수 없는 나의 무력감은 점차 통증에 대한 분노와 또한 아픈 내 몸에 대한 분노로 바뀌었다. 아마 나도 헐크처럼 변할 수만 있었다면, 야수로 변해 주변의 모든 것을 박살 내버렸을 것이다. 헐크 영화에서도 주인공이 고통을 느끼면 분노하며 완전히 다른 사람이 되는 것처럼 통증은 나의 성격마저 변해버리게 만들었다.

엄청난 파괴본능은 고통을 주는 나 자신에게 향해졌고, 나는 계속 자해의 유혹을 느꼈다. 내가 그나마 반은 온전한 정신을 유지하고 있었기에 돌이킬 수 없는 곳까지 가는 일은 없었지만, 그때는 내 몸이 너무 미워서 정말로 죽여버릴 수도 있을 것 같았다. 그것은 자살이 아닌 타살의 유혹이었다. 스스로 죽는 것이 아닌, 나를 괴롭히는 나의 몸을 죽이는 것. 나의 정신은 몸과 분리되어 있었다. 그때는 정말 그런 심정이었다. 한 발만 잘못 디디면 죽음을 선택할 것 같은 느낌…. 그래서 삼차신경통은 자살률이 높은 질환 중 하나로 꼽히는 모양이다.

이런 방황과 혼란의 시기는 몇 년이나 지속되었고, 마침내 이 병은 극복의 대상이 아니라 함께 공존해야 하는 대상, 나를 죽이려는 적이 아니라 나를 살리기 위한 내 몸의 외침이라는 것을 깨닫기까지는 상당한 시간이 필요했다.

2. 내 인생을 바꾼 삼차신경통

　세계에서 가장 유명한 미국 뉴욕의 디자인스쿨 졸업, 일본 유명 국립대 대학원 졸업, 한국에서 디자인으로 가장 유명한 대학에서 박사학위 취득. 미국과 일본, 한국에서 디자인 실무와 대학 강의 커리어를 쌓고, 창업해 회사를 운영하다가 대학교수가 됨. 이것이 나의 이력이다. 들으면 얼마나 열심히 살았는지 조금 느낌이 오지 않는가?

　내가 미국과 일본을 오가며 공부를 하고, 커리어와 학업을 동시에 해내온 것을 보고 혹자는 내가 아주 유복한 환경에서 경제적 걱정 없이 하고 싶은 것 다 해온 팔자 좋은 사람이라고 생각할지도 모른다. 하지만 천만의 말씀. 나는 처음부터 생계형 유학생으로 장학금에 목숨 걸고, 식당 서빙하면서 내 용돈과 생활비를 벌어야 했고, 뭐 하나 거저 주어진 것이 없는 삶을 살아왔다.

　항상 열심히 살고, 항상 바쁘게 살았다. 일과 학업, 둘을 동시에 하는 생활이 대부분이었다. 뭔가 해야겠다고 생각하면, 어떻게든 실행을 했다. 치열하게 인생을 살면서, 이루고자 하는 것은 결국은 해내곤 했다. 시행착오도 많이 겪었지만, 남이 안 간 길 가는 것을 두려워 않고 전진하고, 항상 뭔가 일을 추진하고 해내고 성취하는데 보람을 느끼며 살았다. 완전히 일 중독자같이 살았다.

　쉬고 있으면 왠지 불안하고, 뭐 하나라도 하고 있어야 마음이 편했다. 한국에 귀국하여 내 사업을 시작하고 나서는 눈떠서 잠들 때까지 쉴 새 없이 일했다. 그런데 나는 예술계통 사람이라 그런지 성격이 예민하고 섬세한 편이라, 거의 20년 만에 귀국한 낯선 한국생활과 처음 해보는 사업은 나에게 극심한 스트레스를 안겨주었다. 사업은 바쁘기 그지없었고, 한순간도 긴장을 늦출 수가 없었다.

한창 그러한 와중에 어머니가 갑작스러운 시한부 선고를 받게 되었다. 췌장암이었다. 나에게 있어, 어머니는 그 어떠한 힘든 일이 있어도 버틸 수 있게 해주는 나의 우산이자 버팀목 같은 존재였다. 암 선고 6개월 만에 어머니가 돌아가시자 나는 도저히 견딜 수 없는 충격과 고통을 겪어야 했다. 나쁜 일은 어깨동무를 하고 온다더니 그 와중에 회사 사무실에 불이 나 거의 전소되는 큰 사건까지 발생하자, 나는 사는 게 사는 것 같지 않았다. 그러나 그럼에도 사업에서 손을 뗄 수 있는 상황이 아니라 계속 일을 해야 했다. 그때 나는 스스로 느끼기를, 외상으로 말한다면 거의 죽다 살 정도로 큰 교통사고를 당한 사람이 그냥 억지로 일어나서 아무런 조치도 취하지 않은 채 자연적으로 낫기를 기다리는 듯한 느낌을 계속 받았다. 그리고 뭔가 큰 병이 올 것 같은 그런 예감 같은 두려움이 계속 나를 지배했다.

계속되는 스트레스 속에서 나는 몸이 점점 약해져 감을 느꼈다. 그러나 병원 검진을 받아도 딱히 어디가 나쁜 곳은 없었다. 나는 노는 법, 쉬는 법도 몰랐다. 너무나 건강했던 내 몸은 아무리 무리를 하고 스트레스를 받으며 일해도 버텨 주었다. 그래서 나는 내 몸이 어떤 혹사를 해도 나를 위해 움직여 주는 나의 시종인 줄만 알았다.

당시의 나는 학벌과 사회적 명예, 재정적 상황, 뭐 하나 크게 부족한 것 없이 승승장구하는 듯했다. 그래서 나머지 인생도 그렇게 계속 이어질 줄로 의심치 않은 채 열심히, 열심히 살고 있었다. 그러던 어느 날 갑자기 내 몸이 비명을 지르기 시작했다. 내 몸은 더 이상 나의 시종이 아닌, 철저한 나의 지배자가 되었다. 내 몸은 내가 스스로를 더는 혹사시키지 못하게, 엄청난 통증으로 나를 벌주는 듯했다. 삼차신경통이라는 듣지도 보지도 못했던 이 희귀난치병은 나로 하여금 그동안 힘들게 쟁취해 왔던 모든 것들을 하나씩 내려놓게 했다. 내려놓는 것뿐만 아니라, 그때까지 내가 너무나도 당연시해 왔던 일상생활조차도 쉽게 할 수 없게 만들었다.

나는 내 '열심 성격'을 다시 발휘하여, 내 병을 고치고자 또 치열하게 공부를 하기 시작했다. 박사 논문 준비하는 것처럼, 도서관 사이트에서 삼차신경통이라는 키워드로 나오는 모든 책과 논문 등의 자료를 섭렵했다. 책의 저자가 치료를 겸하는 경우에는 어디든 찾아갔다. 하도 여기저기 쫓아다니다 보니, 수많은 곳에서 수많은 사람을 만났다. 그들이 다른 곳을 소개해주면 또 찾아갔다. 이 세상에는 어디서 듣지도 보지도 못한 다양한 대체치료와 기능식품이 얼마나 많은지 모른다. 비용이 천만 원 단위는 우습게 나가는 것도 많았다. 돈도 돈이지만, 그에 들어가는 시간은 또 얼마나 많은지….

내 병은 신경과에서는 약물, 신경외과에서는 수술로밖에 방법이 없었다. 나는 약물도 싫고, 수술은 더더욱 싫었다. 그래서 그 외, 기능 의학 계열의 가능성이 있어 보이는 개인병원을 찾아 여기저기 열심히 다녔다. 그중 한 병원에서 전체적인 내 몸 상태를 검사한 후, 결과를 보면서 의사가 나에게 '스프링도 조였다 풀었다 해야 망가지지 않고 오래가는데, 어떻게 이렇게 조이기만 하고 살았냐'고 했다. 그 병원은 점쟁이가 아니니 내가 어찌 살았는지 알 수도 없는데, 검사 수치로 그런 것이 나오는 모양이었다.

나는 그 와중에 사업을 접고, 내가 그다음 목표로 했던 교수가 되었다. 교수가 되는 길은 결코 쉬운 것은 아니었지만, 임용이 되고 나니 정말이지 너무 좋았다. 내 천직을 찾은 듯했다. 나는 교수가 되고 나서야, 내가 전혀 사업가 체질이 아니었다는 것을 알게 되었다. 원래부터도 후학들을 가르치고 조언하고 도와주는 것을 좋아하는 성격이라, 강의는 너무 즐거웠고 학생들과 있는 시간은 행복했다.

그런데 내 인생에 또다시 복병이 등장을 했다. 이번에는 내가 노후 대비를 위해 투자한 호텔이 문제였다. 나는 한국에 귀국 후 창업을 한 이래, 꾸준히 부동산 투자를 했다. 내 시간, 내 노동력으로 벌어들이는 돈으로 계속 비노동 수입을 창출하려고 노력했다. 나는 내가 나중에 건강을 잃는 날, 일을 할 수 없는 날이 오리라는 것은 꿈에도 상상하지 못했다. 그러나 사람은 자신도 모르는 어떤 예감이 있는 것인지도 모른다. 내가 그나마 건강했을 때 부지런히 만들어둔 비노동 수입의 파이프라인, 나중에 내가 일을 할 수가 없게 되었을 때 나를 지켜 주었다.

이 내용은 나의 첫 책 <직장인도 따라할 수 있는 별장펜션 창업>에 자세히 나와 있다. 삼차신경통을 가지고 삶과의 전투를 치르며 고군분투 살아왔던 나의 이야기와 부동산 투자로 비노동 수익을 창출하는 방법을 다른 분들에게 알리고자 쓴 책이다.

　그동안 여러 채의 부동산 관리를 하며 사는 것이 번거로워, 내 마지막 투자라고 생각하고 투자한 분양형 호텔에 문제가 생겼다. 여기서는 이 문제를 해결하려고 본의 아니게 나섰다가 생지옥을 경험했다는 정도로만 이야기하겠다. 나는 삼차신경통으로 인해, 육체적으로 생지옥을 맛봤다고 생각했다. 그런데 이번에는 호텔로 인해, 정신적인 생지옥을 경험하게 되었다. 이건 정말이지 말도 안 되는 일이었으나, 내 운명은 그렇게 흘러가고 있었다.

　가장 큰 문제는 삼차신경통이라는 병이 정신적 스트레스에 가장 취약한 병이라는 것이었다. 호텔에서 별의별 일을 겪으면서 내 병은 악화 일로를 걸었다. 건강하게 멀쩡한 사람도 생병이 날 정도의 지독한 환경이었는데, 나는 말할 것도 없었다. 가족과 주변 사람들이 나보고 '건강하지도 못한 사람이 이게 웬 말이냐, 빨리 돈이고 뭐고 다 관두고 상관하지 말라'고 난리를 치며 말렸다. 이게 돈의 문제였으면 나도 돈 따위는 일찌감치 포기하고 그냥 도망갔을 텐데, 이것은 돈의 문제가 아니었다. 내가 가장 소중히 여기는 인생의 가치와 정의, 그리고 책임감의 문제였다. 이것은 일이라는 표현보다는, 전쟁이라는 표현이 딱 맞는 나날들이었다.

　나는 여름방학 3개월 정도만 올인해 일하면 일이 해결될 줄 알았는데, 그것은 나의 오산이었다. 개강을 하고 나서도, 일주일에 10시간 정도만 강의하면 나머지 시간은 자유롭게 쓸 수 있었으므로 계속 호텔 일에 매달릴 수밖에 없었다. 그런데 수백 명의, 같은 부동산을 샀다는 것 외에는 그 어떠한 접점도 없는 다양한 사람들이 모인 그곳은 가히 인간 시장이었다. 내가 생전 보지도 못한 부류의 사람들이 득시글거렸고, 마치 드라마나 영화에서나 볼법한 별의별 일이 다 벌어졌다. 나는 이러한 극심한 스트레스 상황 가운데서, 통증의 롤러코스터를 타며 점점 몸도 마음도 엉망진창이 되어갔다.

그 전까지는 그래도 강의를 하는 등 내 커리어는 어떻게든 관리하며 지내왔는데, 호텔 일로 계속 극심한 스트레스를 받자 통증은 더더욱 기승을 부리기 시작했다. 급기야는 강의하다가 통증으로 강의를 중단하는 일까지 벌어졌다. 있을 수 없는 일이었다. 나는 천직으로 생각했던 교수직을 길게 해보지도 못하고 떠나야 할지도 모른다는 예감이 들기 시작했다.

지금 생각하면 나도 왜 그랬는지 모르겠다. 호텔 일은 그 누구도 나에게 강요한 일이 아니니 내가 그냥 안면몰수하고 나 몰라라 하고 떠나버리면 그만이었다. 그러나 그럴 수가 없었다. 나를 믿고 있는 사람들에 대한 책임감이 나를 짓눌렀다. 그리고 뻔히 불의와 부조리가 판치는 것을 보면서도 외면하고 도망간다면 평생 스스로를 용서하지 못할 것 같았다. 예전부터 이 쓸데없이 강한 책임감이 스스로를 더욱 힘들게 만든다는 것을 알면서도, 그리고 앞에서 총대를 메고 총알받이가 되는 스스로의 성격에 이가 갈릴 지경이었지만, 어쩔 수가 없었다.

끝내는 앞에 나선 나를 해하고자 하는 쪽에서 내가 재직하는 대학에 전화를 계속 걸며 테러에 가까운 행동까지 저질렀다. 긴 스토리를 짧게 하면, 나는 결국 학교를 그만두었다. 직접적인 원인은 삼차신경통이었다. 그러나 그 뒤에는 호텔로 인한 수많은 간접적 원인이 있었다.

　개강을 앞둔 어느 방학, 나는 통증이 너무 심해 아예 입을 벙긋도 할 수 없는 상태가 되었다. 옆에 있는 사람과도 카톡이나 문자로만 대화할 수 있었다. 이런 상태에서 강단에 선다는 것은 더는 불가능하다고밖에 볼 수가 없었다. 이제 와서 호텔 일을 그만둔다고 해서 나아질 수 있는 상황도 아니었다. 호텔과 학교 중 선택할 수만 있었다면 나는 당연히 학교를 선택했을 것이다. 미친 것이 아니라면 그것이 당연했다. 그러나 강단에 서는 것을 생각만 해도 공포가 몰려왔다. 너무 늦었다. 더 이상 나에게 선택권은 없었다.

　나는 학교도 그만두고, 그동안 디자인계에서 활동하던 수많은 학회와 단체도 그만두었다. 그때까지의 모든 인간관계를 다시 정리하기 시작했다. 아니, 내가 잠수를 탔다고 하는 게 정확한 표현이다. 수십 년을 쌓아왔던 디자인전공에서의 커리어를 완전히 접으면서도 미련도 생기지 않았다. 나는 나에게 주어지는 운명에 순응하기로 하고 담담히 받아들였다. 물론 이렇게 되기까지는 정말 많은 부침과 굴곡이 있었다. 그러나 그런 인생의 굴곡과 고난은 나를 확실하게 성장시켰다. 그 전까지 인생에서 중요하다고 생각되던 것들은 실은 전혀 중요한 것이 아니었다. 나의 가치관과 인생관은 완전히 바뀌었으며, 처음으로 내 인생의 의미에 대해 진지하게 생각하고 성찰하기 시작했다.

3. 가장 고독한 병

삼차신경통은 고독한 병이다. 그 누구도 이해하기 어렵고, 옆에서 도와줄 방법도 없이, 오롯이 환자 혼자서 견뎌내야 하는 병이다. 아무리 죽을 것같이 아파도 겉으로는 별로 티도 나지 않는다. 죽는 병도 아니라서 다른 사람이 보기엔 어찌 보면 크게 심각한 병도 아니었다. 아프지 않은 때라도 도대체 언제 통증이 벼락같이 올지 알 수가 없으니, 공포를 항상 느껴야 했고 사람은 점점 위축되어 갔다. 밥 먹는 것도, 말하는 것도, 이제는 그저 힘들고 부담스럽고 무서운 행위가 되어버렸다. 사람들과 함께 있는데 통증이 올라왔다간 이상한 모습을 보이게 될 테니, 사람 만나는 것이 무서워지고 외부 활동을 점점 꺼리게 되었다.

가뜩이나 한국에 가족도 없는데, 누군가 옆에 있어 줬으면 하는 간절한 바람과 누가 있어도 더 힘들 뿐이라는 생각이 혼란스럽게 교차했다. 사실 이 병은 누가 옆에 있어도 어떻게 도와주기도 어렵다. 통증에 사로잡혀있는 사람 옆에서 무엇을 해줄 수 있을까. 환자의 그런 모습을 보는 것도 고통일 것이었다. 그리고 환자 또한 다른 이에게 그런 모습을 보이는 것도 또 다른 괴로움이다. 삼차신경통 환자의 어머니들은 자식이 아픈 것을 보면, 차라리 자신이 대신 아팠으면 좋겠다는 말씀을 하신다. 그러나 나는 내가 정말 아플 때, 우리 어머니가 돌아가셔서 나의 그 모습을 보지 않는 게 차라리 다행이란 생각까지 들었다.

너무 외로웠다. 다른 사람들은 나의 아픔을 공감하지 못했다. 당연한 일이었다. 이 고통은 절대 남이 이해할 수 있는 종류의 것이 아니다. 내 통증은 온전히 나만이 감당해야 하는 몫이었다. 나는 혼자서 집에서 컴퓨터로 일을 하는 경우가 많았기에, 나를 아주 밀접하게 가까이서 보는 사람 외에는 내가 아픈지도 몰랐다. 아프다는 걸 안다 해도 그저 추상적으로만 알지, 구체적으로 어떤 상황인지 아는 사람은 아무도 없었다. 아무리 아파도 손가락은 멀쩡했고, 통증이 날뛰지 않게 가만히 앉아서 컴퓨터로 밤낮으로 일하고, 중간중간 통증이 오거나 몸이 안 좋으면 뻗어있고 하는 날들이 계속되었다. 그냥 누워만 있다고 통증이 없어지는 것도 아니었다. 너무 무리를 해도, 너무 쉬어도 몸이 안 좋았다. 이 세상에 오로지 나 혼자인 듯한 심경이었다.

어느날 나는 다른 삼차신경통 환자들과 함께 교류하고자 하는 마음에 인터넷에 카페를 개설했다. 아래는 내가 개설 당시에 썼던 카페 소개 글이다.

"생전 듣지도 보지도 못한 삼차신경통이란 병명으로 진단을 받고, 통증기가 올 때마다 혼자서 견딜 수도 없는 고통을 견뎌내며 버틸 때마다 카페를 만들어야겠다는 생각을 했습니다.

서양의학으로는 완치가 불가능하다는 얘길 듣고서도 언젠가는 나을 수 있으리라는 믿음을 가지고 좋다는 곳은 다 쫓아다니지만, 다시 통증기가 올 때마다 엄습하는 절망감과 우울, 무기력함과 분노, 삶의 끈마저 놓고 싶어지는 통증…, 통증….

그러나 몇 년을 지내다 보니 나름대로 조금씩 요령도 생기고, 죽어라고 관련 지식을 쌓다 보니 알게 되는 것도 생기고 합니다. 아마도 다른 환자분들도 나름대로 통증기를 버티는 여러 가지 노하우도 가지고 계시겠지요. 겉으로는 거의 티도 안 나다 보니, 남들은 저희가 겪는 고통을 알기도 어렵고 이해하는 것은 더더욱 불가능할 것입니다.

바쁘게 살다보니 이제야 카페를 열게 되었습니다만, 이곳에서 서로 최선을 다해 지식과 경험을 공유하고, 서로 지지해주고 격려해주고 도와줄 수 있는 그런 모임이 되었으면 하는 마음입니다.

또한, 많은 분들이 완치시킬 수 있다는 호언장담에 지푸라기라도 잡는 심정으로 전국을 다니며 돈과 시간, 노력을 써왔을 것입니다. 양방에서 완치가 안되다 보니 좋다는 것은 이것저것 다해보고 돈은 돈대로 쓰고, 결국 병은 낫지도 않고…. 제가 그래왔습니다. 노력은 해야겠지만, 그래도 헛된 미혹에 속지 않도록 하기 위해서도 우리 환자들의 경험과 정보의 공유가 중요하다고 생각됩니다.

그럼 지금 저 한 사람 시작합니다만, 많은 분들이 공유해 주시면 감사하겠습니다.”

워낙 드문 병이라 회원 수는 매우 천천히, 그렇지만 꾸준하게 늘었다. 환자나 가족만이 가입 가능한 폐쇄 카페인데도 지금은 8천 명이 넘는 회원을 가진 커뮤니티가 되었다. 그런데 회원 가입 현황을 보면, 근래 들어 환자의 증가 속도가 매우 빨라지고 있다는 느낌을 준다.

삼차신경통 카페에서도 외로움을 호소하는 사람들이 많다. 도대체 이 병을 이해해줄 수 있는 사람이 없기 때문이다. 삼차신경통 카페에서 한번 오프라인 모임을 가진 적이 있다. 나는 발병 이래 사람 만나는 것이 부담스러워져 모임에 적극적이지는 못했다. 하지만 이 단 한 번의 모임은 나의 뇌리에 깊이 각인되었다. 같은 병을 가지고 있다는 공통점 하나만으로 모인 사람들이다. 그러니만큼 자신의 증세와 상황에 관한 얘기들만 오갔다.

똑같은 얘기들만 나오는데도 나와 같은 고통을 가진 이가 나뿐이 아니구나, 저 사람도 나랑 똑같구나, 하며 십년지기 친구들보다 더 서로를 이해하고 공감하며 함께 슬퍼하고 응원하고 위로했다. 처음 만난 사이들이었지만 단지 같은 삼차신경통 환자를 만났다는 것만으로 여기저기서 눈물을 쏟았다.

나는 이때 처음으로 절실히 느꼈다. 삼차신경통 환자를 어루만져 줄 수 있는 것은 같은 아픔을 가진 환자뿐이라는 것을. 그리고 아마도 이때 결심했던 것 같다. 앞으로 나의 능력을 다른 환자들을 돕는 데 쓰면서 살고 싶다고. 나는 이미 삼차신경통의 연구에 집중하고 있었다. 당시 나는 디자인전공 박사 논문을 쓰고 있던 때였는데, 차라리 디자인 말고 삼차신경통을 주제로 박사 논문을 쓰는 게 더 빠르겠다는 생각을 할 정도였다. 실제로 나는 나중에 상담심리학과 대학원에 다시 진학해 두 번째 박사과정을 밟았다. 그리고 심리학 박사학위 논문의 주제도 당연히 삼차신경통으로 잡았다. 그러나 나의 첫 번째 박사 논문의 경험으로, 박사 논문이 일반인들에게 큰 도움이나 영향을 미치기 어렵다는 것도 알고 있었다. 그것이 내가 논문보다 먼저 책을 펴내게 된 이유이다.

누구도 이해하지 못할 고통을 가지고 있는 사람들을 동병상련의 마음으로 이해하고 어루만져 주고 싶었다. 삼차신경통 카페의 역할도 그런 부분이 크다. 함께 이해하고 공감해주는 사람들이 모여있다는 것은 큰 위로가 되므로, 이 안에서 환자들끼리 서로 위로하고 지지하고 정보를 공유하는 것이 카페의 중요한 역할이기도 하다. 실제로 나는 삼차신경통 카페를 만들었다는 이유만으로 고맙다는 인사를 많이 듣는다. 나는 더 열심히 연구하여, 우리 삼차신경통 환자들에게 실질적인 도움이 되는 사람이 되고 싶다. 무엇보다 이 책이 도움이 되기를 간절히 바란다.

삼차신경통은 그 엄청난 통증에 비해 겉으로는 드러나지가 않기 때문에 주변으로부터 오해를 받기도 쉽다. 예를 들어, 얼굴에 항상 칼이 쑤셔져 있는 상태의 사람이 정상적으로 살아가기가 쉽겠는가. 통증기의 삼차신경통 환자는 눈에 보이지 않는 칼이 얼굴을 난도질하고 있는 것과 마찬가지이다. 통증이 그냥 아픈 것이 아니라 너무나 날카로운 통증이라, 통증이 올 때는 짜증이 극한까지 온다. 그러나 주변에는 눈에 보이지 않으니, 환자의 짜증이나 통증으로 인한 반응이 이해받기 쉬울 리 없다. 아픈 것도 서럽고 힘든데 말이다.

나의 경우는 가만히 있다가 말을 시작하면 자극이 되어 통증이 오고, 그러면 나도 모르게 목소리에 짜증이 섞이게 된다. 그 경우 의식적으로 짜증이 난 상태는 아닌데, 생리적 자극에 의해 무의식적인 짜증이 올라오고 그것이 목소리에 섞이게 된다. 그럼 가족은 내가 짜증을 낸다고, 또 그것에 반응한다. 사람은 항상 본인 위주로 생각하게 되어 있으므로, 내가 아픈 게 아닌 이상, 상대방의 통증에 생각이 미칠 리 없으니 감정적 반응으로 되돌아오게 되는 것이다.

이렇듯 주변도 삼차신경통 환자의 통증에 의한 짜증으로 힘들긴 마찬가지지만, 그렇다고 환자 본인이 짜증을 참는 것은 결코 도움이 되는 일은 아니다. 나중에 다시 설명하겠지만 삼차신경통의 경우, 정서를 누르면 누를수록 통증은 더 올라오게 되어 있다. 정말 이럴 때는 미칠 것 같다.

삼차신경통이 잠깐 걸렸다가 낫는 병이 아니라 몇 년, 몇십 년을 가지고 가는 병이다 보니 주변에서도 지쳐서 환자의 통증에 심드렁해지고 그냥 원래 아프려니 무심해지게 된다. 내가 갑자기 통증이 와서 나도 모르게 비명을 질러도, 내 옆에 있는 가족은 들은 척도 않는다. 오래되다 보니 그냥 으레 있는 일로, 아예 무관심한 것이다. (아, 이젠 나도 익숙하다고 생각하지만 글을 쓰면서 다시 서운함이 올라온다….) 그렇다고 맨날 아픈데 그걸 일일이 반응하는 것도 서로 피곤한 일이다. 이런저런 이유로 삼차신경통 환자는 점점 더 외로워진다.

나는 이 책을 삼차신경통 본인보다도 가족이나 주변인들이 더 읽어주었으면 좋겠다. 그래서 우리가 도대체 어떤 삶을 살고 있는지 조금이라도 더 이해하는 데 도움이 된다면 바랄 나위가 없겠다. 통증은 옆에서 어떻게 해줄 수 없다. 그러나 가족과 주변의 정서적 이해와 도움은 정말로 필요하고, 환자가 혼자만의 전쟁을 견뎌내는 데 힘이 될 것이다.

4. 희망인가 희망고문인가

삼차신경통 환자들은 처음에 거의 예외 없이 패닉 상태가 된다. 난생 처음 경험해 보는, 도저히 익숙해지지도 않고, 익숙해질 수도 없는 통증에 어찌할 바를 모르고 혼란에 빠진다. 환자의 숫자가 적어, 다른 흔한 질병에 비해 연구도 많이 되고 있지 않다. 약의 효과는 한정되어 있고, 위험부담이 큰 뇌수술 외에는 치료법도 없다. 그렇다고 완치율이 (과연 있다면) 높지도 않다.

나는 삼차신경통 카페에서 완치되었다며 기뻐하는 글을 올리는 환자들의 글을 보면서, 물론 축하하는 마음을 가지면서도, 한편으로는 온전히 기뻐하기가 어렵다. 나는 삼차신경통의 완치 여부는 내가 죽을 때나 알 수 있다고 생각하는 사람이기 때문이다. 내가 만일 의학적 방법으로든 다른 이유로든 통증이 사라졌다면 그것은 가장 행복하고 감사한 일이 될 것이다. 그러나 나는 그것이 내가 완치되었다고 판단할 근거가 된다고는 생각지 않는다. 만일 통증이 없는 그 상태가 내가 죽을 때까지 계속된다면, 그때 나는 아, 내가 완치가 되었던 것이구나-하고 생각할 것이다. 그러나 통증이 사라진 후, 며칠, 몇 달, 몇 년, 심지어 몇십 년 만에 통증이 재발하는 경우가 흔한 것이 현실이다. 이것이 내가 완치판정에 대해 조심스러운 이유이다.

한편, 삼차신경통 카페에는 통증이 너무나 힘들고 고통스럽다는 글도 많이 올라온다. 왜 아니겠는가. 그러나 나는 그런 글에 같이 아파하고 공감하면서도, 한편으로는 그렇게 절망하고 괴로워하지만은 않았으면 한다. 왜냐하면 15년을 이 병과 함께 살아오면서, 나는 이 병이 우리에게 온 이유를 나쁘게만 해석해서는 안 된다는 깨달음을 얻었기 때문이다.

나는 강산이 한번 변하고 또 변하고 있는 기간을 병과 나름의 사투를 벌이면서 살았다. 누구보다도 큰 노력을 기울였다. 그러한 노력의 결과인지는 잘 모르겠지만, 이제는 어느 정도 나의 통증을 관리하며 살고 있다. 어느 정도 일상생활에 지장이 없는 정도는 살고 있다. 물론 이 병은 결코 쉬운 병이 아니다. 나는 여전히 통증과 싸우기도 하고 달래기도 하면서 살아간다. 그러나 나는 그간의 호된 경험으로 인해 이제는, 밥 먹고 말하고 양치하고 세수하고 움직이는, 이러한 사소한 일상이 가능한 것만으로도 너무나 감사한다. 작년에는 내가 10년 이상, 없이는 못살던 통증약도 끊을 수가 있었다.

나는 나 스스로를 기니피그 삼아 정말로 많은 것을 시도했다. 좌절하기도 하고 깨달음을 얻기도 하면서 나는 점점 성장했다. 고통이 인간을 성숙하게 만든다더니, 그것은 사실이었다. 나는 건강을 무기 삼아 세상 무서운 줄 모르고 뛰어다니던 예전의 나와는 점점 다른 사람이 되어 가고 있었다. 인생관이 바뀌고 가치관이 달라졌다.

어떻게든 놓지 않으려고 발버둥 치던 나의 사회적 성취는, 폭군이 된 나의 몸 앞에서는 무력했고 무가치했다. 나는 하나씩, 둘씩 그동안 내가 힘들여 움켜쥐어 왔던 것들을 내려놓았다. 그러면서 나는 한편으로는 그 빈자리에 다른 것들이 들어찬다는 것을 깨달았다. 물질적 성취 대신에 정신적 성장이, 더 높은 곳에 대한 욕망 대신에 작은 것에 대한 감사가, 나만을 바라보던 자아는 타인과 세상을 위하고자 하는 마음으로….

나는 우선 나부터 나아져야 남도 도울 수 있다고 생각했다. 내가 15년이 넘는 공부를 통해 확신하고 있는 것은 삼차신경통은 단순한 육체의 이상이 아니라는 것이다. 이것은 오히려 마음의 병에 더 가깝고, 인간의 심리와 무의식에 해결의 실마리가 있다고 믿고 있다. 그것이 내가 다시 대학원에 들어가 상담심리학 전공으로 두 번째 박사과정을 밟은 두 가지 이유 중 하나이다. (다른 이유는 호텔 일을 하면서 하도 내 상식과 이해의 영역을 벗어나는 별의별 사람들을 많이 봐서, 인간에 관한 심층적 연구를 할 필요성을 느꼈기 때문이다.)

나는 지금까지 많은 자료와 경험을 쌓아왔다. 삼차신경통 환자들의 카페는 수많은 환자의 살아있는 경험이 집약된 보물창고다. 그러나 그곳에서 글을 써도 인터넷 커뮤니티의 특성상 수많은 글 사이에 묻히기 쉬웠다. 내가 엄청난 투자를 하여 알게 된 정보나 관리 요령을 알려 줘도 사람들은 그 가치를 잘 몰랐다. 새로운 회원들이 들어올 때마다 이미 그전에 여러 회원이 묻고 또 물었던 질문들을 되풀이해서 묻는 경우가 많았다. 경험담은 정제되지 않은 채로 돌덩이처럼 여기저기 굴러다녔다. 나는 내가 연구하고 경험한 것들은 물론, 다른 이들의 경험들을 다시 종합·정리해서 세상에 내놔야 할 필요성을 강하게 느꼈다. 이 책에서 다루지 못하는 것이나 이후 알게 되는 정보들은, 앞으로 계속해서 정리해 세상에 내놓을 생각이다.

이제 여러분께 삼차신경통과 함께 살아가는 삶에 대하여 당부하고 싶은 것이 있다. 이 병은 단기적 게임이 아니다. 이 병이 당신에게 온 것은, 그 어떤 이유 또는 섭리에 의한 것이다. 그리고 당신은 그 의미를 찾는 여정을 시작한 것이다. 그것은 어쩌면 평생에 걸친 일이 될 것이다. 아니, 그래야만 한다.

왜 이런 병이 나에게 왔는지에 대한 고민이나 성찰 없이, 그저 병 자체를 고치고 없애는 데만 집중을 하는 것은 절대 유익하지 않음은 강조하고 싶다. 나도 그러한 단계를 거쳤다. 그 단계에서는 그저 정신없이 병의 노예가 되어, 여기저기 쓸려 다니며 방향성을 찾지 못한 채 돈과 시간과 노력을 뿌려댔다. 말 그대로 희망고문을 하던 시기였다.

희망을 품는 것은 중요하다. 그러나 희망고문이 희망과 다른 점은, 헛되이 끝난다는 점이다. 그리고 희망과 기대를 한껏 가졌다가 그것이 무너졌을 때, 사람은 더욱더 절망하고 자포자기하게 된다. 진짜 희망은 좀 더 단단하고 심지가 있다. 이런저런 굴곡에 일희일비하지 않는다. 쉽게 좌절하지 않는다.

나는 당신이 진짜 희망과 희망고문을 구분할 수 있게 되기까지는, 좀 더 신중하고 깊이 있게 자신의 병을, 그리고 스스로를 계속 바라보며 인생의 여정을 천천히 걸어가길 바란다. 단기간에 게임이 끝나기를 바라면, 희망고문의 희생자가 되기 쉽다. 그러니 이제 천천히, 깊은숨을 한번 쉬고, 천천히 걸어가자.

2장

삼차신경통 이해하기

1. 삼차신경통 VS 비전형안면통

내가 15년을 삼차신경통 환자로 살아오면서 느낀 것이지만, 삼차신경통처럼 난해한 병도 참 드물다는 것이다. 항상 변화무쌍한 증상으로 통증기마다 신세계를 보여주곤 했다. 이것이 나 한 명이 아닌, 다른 수많은 삼차신경통 환자들의 얘기로 가면, 경우의 수는 가히 천문학적이라고 할 만하지 않을까. 어찌나 증상이 다양한지, 한마디로 정의를 하는 것은 애당초 불가능한 일로 보인다.

삼차신경통의 진단 또한 쉬운 것이 아니다. 전형적인 삼차신경통 증상을 나타내는 경우는 그래도 감별이 좀 나은데, 긴가민가하는 증세를 가진 사람들도 너무나 많다. 일단 이 장에서는 삼차신경통이 무엇인지 기본적인 정의부터 파악해보기로 하자.

삼차신경통(trigeminal neuralgia)은 격렬한 통증을 수반하는 대표적인 뇌신경통이다. 경험할 수 있는 통증 중에서 가장 심한 통증을 나타내는 것으로 알려져 있다. 통증이 너무나 극심한 나머지, 조절되지 않는 경우는 자살을 기도하는 사례도 있으므로, 삼차신경통은 응급상태의 통증으로 여겨진다. 그 통증은 출산의 고통보다 더한 것으로 알려져 있으며, 통증의 왕으로 불린다.

삼차신경이란 뇌신경 12개 중에서 제5신경을 말한다. 이 제5신경은 다시 제1지, 제2지, 제3지의 세 개의 가지로 나뉜다.

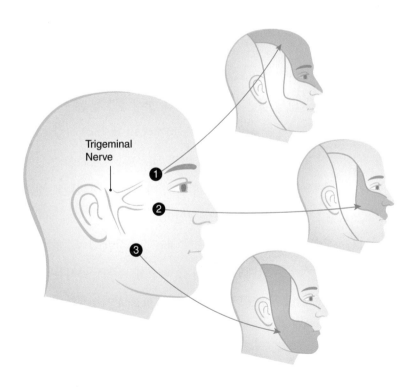

제1지(안가지) : 이마와 앞머리에 분포

제2지(상악지) : 윗입술, 윗뺨, 윗잇몸, 입천장에 분포

제3지(하악지) : 아랫입술, 아랫잇몸, 혀의 앞쪽과 가운데 부분,
　　　　　　　 아래턱 부위, 관자놀이 부근까지 분포

제2지와 제3지로 삼차신경통이 오는 경우가 가장 흔하다. 나도 이 경우에 속한다. 그러나 제1지와 제2지로 오는 경우도 많다. 안면의 한쪽(오른쪽이나 왼쪽)으로만 통증이 유발되는 것이 특징이나, 드물게 양쪽으로 오는 경우도 있다. 제2지, 제3지의 통증으로 삼차신경통이 시작되면, 마치 치통과 같은 통증으로 오기 때문에 많은 사람이 치과를 전전하곤 한다. 의학적으로는 이러한 상태를 전삼차신경통(pretrigeminal neuralgia)이라고 부른다. 그 후 점점 전형적인 삼차신경통으로 변한다. 일반적으로 통증은 강도가 점점 더 세지고, 빈도도 잦아지는 경향을 띤다.

[삼차신경통의 진단]

삼차신경통은 대개 문진을 통해 진단한다. 눈에 보이는 증상이 있는 것이 아니므로, 삼차신경통 판정을 받기까지도 어려움을 겪는 환자들도 많다. 의사들은 환자들의 증세를 종합해 삼차신경통 판정을 내린다.

대부분 병원에서는 삼차신경통 판정을 내리게 되면 MRI 검사를 권고하는데, 이는 종양이나 혈관이 뇌신경을 누르는 케이스가 아닌지 확인을 위해서이다. 근래는 MRI 성능이 좋아져, 뇌혈관이 뇌신경을 누

르는지 아닌지 확인이 잘 되는 편인 듯하다. 삼차신경통은 뇌신경통 중에서는 가장 흔하지만, 유병률 자체는 10만 명 당 15~16건 정도로 드문 질환이다. 삼차신경통과 관련 있는 기타 질환은 비전형안면통, 다발성경화증, 설인신경통, 뇌종양, 안면경련, 그리고 대상포진이 있다.

[삼차신경통의 진단 기준]

삼차신경통 (고전적 삼차신경통)

A. 돌발적인 통증이 1초 이내에서 2분간 지속되며, 삼차신경의 1개 이상 분지를 침범하며, 진단기준 B와 C를 다 충족한다.
B. 통증은 다음중 1개 이상의 특징을 보인다.
   1) 강렬하고, 날카로우며, 표면적이거나 칼로 찌르는 듯한 통증.
   2) 유발 부위나 유발 인자에 의해 발생한다.
C. 통증은 한 환자에서 같은 양상으로 반복됨.
D. 임상적으로 명확한 신경학적 결손이 없다.
E. 다른 질환에 기인하지 않음.

통증 양상	발작적. 벼락치는 듯한 충격
지속 시간	수초~수분 (벼락 통증 후의 여운으로 통증이 오랜 시간 지속된다고 느끼는 경우도 있음)
통증 악화 요인	식사, 세수, 양치질 등 물리적 자극

비전형안면통 (증상성 삼차신경통)

고전적 삼차신경통 + 통증 사이에 나타나는 둔한 통증이나 침범된 영역의 감각 신경의 이상 같은 증상과 징후를 더 포함

통증 양상	지속적
지속 시간	수시간~하루종일
통증 악화 요인	스트레스, 긴장 등의 심리적인 요인

나의 개인적 경험이나 삼차신경통 카페 회원들의 증상을 보면, 많은 경우 고전적 삼차신경통과 비전형안면통 증상이 겹치는 것을 알 수 있다. 나의 경우는 전형적인 고전적 삼차신경통에서 세월이 흐르면서 점차 삼차신경 자체가 손상되는 느낌을 받았고, 이제는 비전형안면통 증상이 더 주요하게 있으면서 컨디션에 따라 삼차신경통 통증 발작이 오고는 한다.

마치 삼차신경통의 종합선물세트라도 되는냥, 나는 의학서적에서 묘사하는 거의 모든 임상 양상을 겪었다. 통증의 양상은 통증기가 올 때마다 변화무쌍하게 항상 달라졌으나, 한번의 통증기에 나타나는 통증의 패턴은 일정한 편이었다.

[비전형안면통은 어떻게 다를까]

비전형안면통(atypical facial pain)은 삼차신경통이나 다른 뇌신경통으로 분류하기 어려운 안면 부위의 통증을 통틀어 표현한 것이다. 삼차신경통은 안면 한쪽으로 주로 오는 반면, 비전형안면통은 양쪽으로 온다. 나의 경험으로는 삼차신경통에서 진행된 비전형안면통은 한쪽으로만 지속된다.

신경은 너무나 예민한 부분이므로 통증이 오래되면 신경변이가 온다고 한다. 이것이 의사들이 통증을 참지 말고 약으로 어떻게 해서든지 초기에 통증을 누르라고 하는 이유이다. 통증 시냅스가 만들어져 버리면 그다음부터는 통증의 자극을 몸이 기억해버리기 때문에 병의 관리가 점점 어려워지기 때문이라고 한다. 그러나 문제는 약으로 누르는 것에도 명백한 한계가 있다는 점이다.

나 또한 극심한 통증기를 몇 번 겪으며, 신경 자체가 상하고 있다는 것을 강하게 느꼈다. 비전형안면통으로 변형이 되면서 무통기는 완전히 사라지고 통증의 강약의 사이클만 생겼다. 연구의 여러 사례를 볼 때, 비전형안면통은 물리적 외상 이후에 오는 경우, 그리고 감각의 손실이 함께 오는 경우가 있다. 그리고 행동적 또는 심리적인 문제를 가진 사람에게 오는 케이스도 종종 있다고 한다.

　삼차신경통처럼 통증이 극심하지는 않아, 일단은 일상생활은 어느 정도 가능하다. 대신 통증이 지속적이다. 삼차신경통처럼 왔다가 갔다가 하는 것이 아니라, 내내 통증을 달고 사는 것이다. 내 경험으로는 삼차신경통은 신경 자체를 건드린다고 통증이 온다기보다는, 그때그때 다른 유발 요인에 촉발이 되는 반면, 비전형안면통은 신경 자체가 계속 아프다. 나의 경우는 비전형안면통의 상황에서도 아픈 부위가 조금씩 움직이며 달라진다. 비전형안면통은 약물이나 신경차단, 외과적 수술로는 해결이 잘 안 된다고 알려져 있다. 나도 전기드릴로 드드드하고 오는 등의 전형적 삼차신경통 통증은 통증약으로 잘 잡히는 편이나, 비전형안면통 계열의 지속적인 통증은 약발이 잘 안 듣는 것을 느낀다. 그래서 삼차신경통의 통증이 올 때는 어느 정도 약을 늘렸다 줄였다 하며 관리하나, 비전형안면통 상태일 때는 가급적 약에 덜 의존하려고 노력했다.

	삼차신경통	비전형안면통
발생빈도	일정치 않음 시작과 끝이 갑작스러움	지속적임
통증형태	날카로움	타는 듯함
발생부위	삼차신경 분포지 및 드물게 설인신경, 중간신경	삼차신경과 상부 경신경 부위
발생면	안면의 한쪽 (드물게 양쪽)	한쪽으로 오거나 양쪽으로 옴
유발점	자극에 의해 유발	가끔 압력에 의해 유발

그 외 삼차신경통과 비슷한 것에 설인신경통(glossopharyngeal neuralgia)이 있다. 삼차신경통과 비슷한 정도의 통증이라고 하는데, 훨씬 더 희귀한 병이다. 입안 깊은 쪽 혀뿌리와 편도 쪽으로 온다고 하니, 그 통증 또한 상상만 해도 끔찍한 지경이다. 삼차신경통 환자 중에도 혀까지 오는 경험을 하는 사람들이 있다. 나도 어떤 통증기에 혀의 안쪽으로 통증이 와서 고생한 적이 있고, 입천장 쪽으로 올 때는 흔하다. 삼차신경통, 비전형안면통, 설인신경통은 동시에 올 수도 있는 형제 뇌신경통들이다.

[삼차신경통 통증의 특징]

내가 보기에 삼차신경통의 가장 큰 특징은 무통기가 있다는 것과, 잠잘 때 통증이 없다는 것이다. 이건 다른 병에서는 보기 어려운 특징이다. 삼차신경통 환자는 초기 발병 후 어느 날 통증이 갑자기 사라지는 무통기를 경험한다. 무통기는 말 그대로 통증이 사라지는 기간이다. 통증이 덜해지는 것이 아니라 완전히 사라지기 때문에, 많은 환자들이 병이 나은 것은 아닌가 하는 희망을 품게 된다. 무통기와 통증기를 반복할수록 무통기는 짧아지고 통증은 강해지는 경향을 띤다.

고전적 삼차신경통의 경우는 깨어있을 때는 죽는 것보다도 더 괴로워도 잘 때만은 거의 통증이 없다. 그래서 잠자는 때만이라도 평화를 맛볼 수 있는 것은 불행 중 다행이라고 하겠다. 그런데 처음부터 잘 때도 통증이 오는 것을 호소하는 환자들도 상당수 봤다. 발병 기간이 길어질수록 잠을 잘 때도 통증을 겪는 경험을 하게 된다. 극통기 정도 되면 낮이고 밤이고 없다. 또한 비전형안면통으로 진행이 되면, 잠잘 때도 통증 자극을 느끼게 된다.

삼차신경통은 통증 유발점을 지닌다. 얼굴에서 감각 신경이 많은 코, 입 주변과 입안 등에 주요 유발점이 있는데, 아주 가벼운 자극에도 엄청난 통증을 유발한다, 이 유발점이 돌아다닌다는 것도 특징이다. 나는 통증기가 올 때마다 유발점이 달라지곤 했다. 주로 코 옆과 인중, 입과 귀 사이에 많이 오나, 코에 유발점이 와서 콧물을 줄줄 흘리면서도 코를 건드리지도 못한 적도 있고, 귀에 유발점이 왔을 때는 무심코라도 손이 닿거나 머리카락이 귀를 스치기만 해도 자지러진 적도 있다. 유발점과 통증 부위는 일치하지 않는다. 예를 들어 코를 건드리거나 귀를 건드렸을 때, 코나 귀가 아픈 것이 아니라 제2지와 제3지 부분의 안면통과 치통으로 왔다. 어떤 때는 유발점이 눈 쪽으로 와서, 눈을 깜빡이기만 해도 어금니로 통증이 온 적도 있다. 치아 쪽으로 통증이 오는 경우, 치통과 다른 점은 아픈 치아가 계속 바뀐다는 점이다.

어떤 때는 나도 이빨이 너무 아파서 그 이를 빼버리면 통증이 사라질 것 같은 생각이 드는 때가 한두 번이 아니었다. 그러나 잘 보면 어금니가 아팠다, 송곳니가 아팠다, 윗니가 아팠다, 아랫니가 아팠다 하는 식으로 아픈 치아가 바뀌는 것을 알게 될 것이다. 어떤 때는 하도 통증이 빨리 돌아다녀서, 아파는 죽겠는데 정확하게 어디가 아픈지를 나도 알 수가 없이, 그저 아픔에 정신이 없을 뿐이었던 적도 많다.

정전기 같은 통증이 툭 툭하고 올라오는 경우도 있어, 이런 때는 의지와 상관없이 틱 반응을 보이게 된다. 나는 한두 번 통증기가 이런 형태로 와서, 그냥 혼자서 깜짝깜짝 놀라며 틱 장애가 있는 것같이 보인 적도 있다. 이때 옆의 사람들도 함께 놀라기 때문에 정말 당황스럽다. 이런 이유로 삼차신경통은 'tic douloureux'라고 불리기도 한다고 한다. 이러면 사회생활은 거의 불가능해진다.

또한 삼차신경통은 예전부터 중년여성들의 병이라고 불리울 정도로 여성의 비율이 높은 편인 것이 특징이다. 보통 중년 이후에 발병률이 높다고는 하나, 요즘 삼차신경통 카페의 환자 추세를 볼 때, 발병 연령대가 점점 어려지고 있는 경향이라 매우 안타깝다.

[삼차신경통의 원인]

삼차신경통은 혈관(동맥이나 정맥)이 뇌신경을 건드려 스파크를 일으킨다고 하는 것이 원인을 설명하는 가장 대표적인 이론이다. 참고로 혈관이 5번 신경을 누르면 삼차신경통, 7번 신경을 누르면 안면 경련이나 안면 마비, 9번 신경을 누르면 설인신경통이 된다고 한다.

문제는 5번 신경 마찰 이론이 명확하지 않다는 것이다. 삼차신경통 통증은 말 그대로 전기 스파크와 같은 느낌이라, 혈관과 신경이 마찰되어 스파크를 일으킨다는 설명은 상당히 그럴듯하게 들린다. 그러나 5번 신경을 누르지 않는 삼차신경통 환자도 많다. 그래서 이 이론은 이러한 환자들을 설명할 수가 없어, 반쪽의 이론에 그치고 있는 실정이다. 또한 한 연구논문에서 사체 부검 결과, 5번 신경을 혈관이 누르고 있는데도 삼차신경통이 발병되지 않은 케이스도 많다고 쓴 것을 읽은 적도 있다. MRI 검사결과로 혈관과 신경이 닿아있지 않은 삼차신경통 환자는 수술도 할 수 없다. 혈관과 신경을 떼어내는 것이 수술 요법인데, 떼어낼 부위가 없기 때문이다. 그래서 삼차신경통의 진단을 받을 때, '원인불명의 삼차신경통'이라고 진단명이 붙는 경우가 많다.

삼차신경통 카페 회원들의 글을 보면, 치과 치료 후, 또는 신경 치료 후에 통증이 시작된 경우도 꽤 있다. 대상포진 발병 후의 케이스도 있는데, 나의 경험으로는 바이러스와의 연관성도 생각하지 않을 수 없다. 삼차신경통 환자이든 아니든, 대상포진 예방접종은 일단은 반드시 받길 권한다. 혹시 모를 경우를 생각한다면, 십몇만 원의 접종 비용은 비싼 것이 아니라 오히려 매우 싸다고 생각한다.

2. 통증의 왕, 얼마나 아프길래

삼차신경통의 통증은 '인간이 경험할 수 있는 가장 큰 고통'이라고 표현되는 정도이다. 통증은 주로 발작성으로 마치 전기충격기로 지지는 것과 같은 격렬한 통증이다. 불에 달군 칼이나 송곳으로 후비는 통증, 전기드릴로 뚫는 것과 같은 통증 등으로 환자들은 표현한다.

대개 몇 초에서 1~2분 미만으로 지속되나, 겪고 있는 환자들에게는 엄청나게 길게 느껴지는 시간이다. 통증은 마치 전기 스위치를 켰다 껐다 하는 것처럼 팍하고 왔다가 갑자기 사라진다. 통증기를 거듭할수록, 통증의 지속 시간이 길어지는 양상을 보인다. 일반적으로 사람들이 경험하는 단순 치통은 삼차신경통의 통증에 비하면 상당히 약한 편이라고 본다.

그리고 통증이 특정 부위가 아닌 신경 다발로 인해 오는 것이라, 통증은 마치 천둥벼락이 여기저기 치는 것처럼 얼굴의 삼차신경 부위를 종횡무진 돌아다니며 온다. 밤하늘에 벼락이 여기 쳤다, 저기 쳤다 하면서 번쩍번쩍하는 것과 비슷하다. 실제로 환자들 중에는 통증이 올 때 벼락이 치며 대포가 터지는 듯한 소리와 함께 통증이 오는 경험을 하는 사람들도 있다. 이 외에도 매우 다양한 통증의 양상과 표현이 등장한다.

너무 아파서 차라리 기절이라도 하면 좋겠건만, 너무 아파서 기절도 못 한다. 그러나 통증이 극심하다 못해 정신이 혼미해지는 경험은 많이 해봤다. 삼차신경통 환자 중 어떤 사람은 '기절도 사치'라는 표현을 썼다. 정말 그렇다.

통증의학에서는 통증 강도를 1~10까지 나누어 통증의 척도를 가늠한다. 의사와 대화할 때 통증의 강도를 숫자로 표현하는 경우가 많으므로 아래 표를 기억해두면 도움이 될 것이다. 본인의 통증 일지를 쓰는데도 수치화된 통증 척도를 기록해둔다면 향후 스스로의 상태를 판단하는 데 역할을 하게 될 것이다.

0	전혀 통증 없음	무통증	온전히 정상적 느낌
1	약한 통증		조금 짜증나지만 일상 생활에 방해를 줄 정도는 아님. 적당한 약이나 보조도구 및 정신적 극복 노력을 통해 통증을 견딜 수 있다.
2	불편함	경증	
3	아직 견딜만함		
4	고통스러움		일상 생활에 매우 심각한 영향을 주는 정도의 통증. 일상이 바뀌는 정도이나 그래도 독립적인 일상은 가능. 통증을 견뎌내기 어려운 정도.
5	상당히 고통스러움	중증도	
6	강렬한 통증		
7	매우 강렬한 통증		일상생활이 불가능해짐. 거의 혼자서 뭔가를 할 수가 없는 수준.
8	완전히 끔찍한 통증	중증	
9	견디기 어려운 극심한 통증		
10	죽을 것 같은 통증		

통증 척도에서는 출산의 고통을 8 정도에 두며, 삼차신경통 기준에서는 7~8 정도는 되어야 극통기라고 취급한다. 10 강도의 통증은 상상도 할 수 없고, 뭐라고 표현이 안 될 정도의 통증이다. 겪어보지 않은 사람은 상상할 수가 없다. 극통기를 겪어본 환자들이 주로 하는 표현은 '지옥을 봤다'라는 것이다. 내가 보기에도 극통기는 생지옥이 따로 없는 지경이고, 왜 이 병이 자살률이 높은지 몸으로 깨닫게 되는 경험이다.

통증 4~5 이상만 되어도 일상생활에 지장을 받기 시작하며, 나는 몇 번의 중증의 통증기를 거치면서, 이제는 3~4 정도의 통증만 와도 정신이 아득해지고 혼미해지는 증상이 나온다. 몸이나 정신이 통증을 기억하는 듯하다.

통증기에는 아주 사소한 자극으로도 격렬한 통증이 오기 때문에, 일상생활이 거의 불가능할 정도로 자극에 민감해진다. 머리카락이 스치는 정도의 거의 느끼지도 못할 약한 자극에도 격렬하게 촉발이 된다. 한번은 갑자기 아무것도 하지 않는데 엄청난 통증이 와서, 이유를 알 수 없어 고통스러워하다가 거울을 보고 머리카락 한 올이 붙어있는 것을 발견하고 떼어내고서야 통증이 가라앉은 일도 있다. 먹기, 말하기, 세수하기, 양치하기, 면도하기 등의 일상적 자극에 민감하고, 스치는 바람에도 통증이 온다. 초기에는 통증이 한번 격렬하게 지나고 나면 한동안은 통증이 유발되지 않고, 그러다 다시 통증이 오는 패턴이 많다.

일상 동작의 자극은 물론, 신맛, 매운맛, 심지어 짠맛 등의 미각 자극, 찬물이나 뜨거운 물과 같은 온도 자극, 저기압의 날씨나 겨울철 냉기, 여름철 에어컨 등의 계절 자극도 통증을 유발한다. 그리고 정서적 스트레스 자극 또한 통증을 유발하는 매우 주요한 요인이다.

일반적으로 사람이 정상적 활동을 하는 에너지를 100%라고 한다면, 통증이 올 때에는 통증에 50%, 나머지 생활을 하는데 50%를 쓰는 듯한 느낌을 받는다. 통증에 빼앗기는 에너지가 엄청나게 큰 것이다. 중증 통증기의 경우는 90% 이상을 통증에 빼앗기고, 나머지 10% 이하의 에너지로 간신히 버티는 듯한 느낌을 받는다. 한마디로 통증이 올 때는 온몸의 기력이 완전히 떨어져 버린다.

통증이 심하므로 식사를 하는 것이 어렵기도 하지만, 통증에 온 신경이 집중되는 탓인지 미각이 현저히 떨어져 음식의 맛을 잘 느끼지 못하게 된다. 또한 시력이 저하되는 느낌, 또는 눈을 뜨고 있는 것이 불편한 느낌을 받기도 한다. 통증에 모든 감각이 쏠려, 나머지 감각이 둔화 내지는 위축되는 느낌이다.

3. 삼차신경통 치료의 불편한 진실

삼차신경통이 오면 환자들은 처음에 여러 병원을 전전하는 경우들이 많다. 10여 년 전만 해도 의사들조차도 삼차신경통이라는 병을 들어보지도 못한 것이 흔한 일이었다. 나부터도 여러 치과를 전전하고, 이비인후과를 거쳐 통증의학과에 가서야 마침내 내 병명이 무엇인지를 알게 되었다. 이렇게 병원을 전전하며 시간을 보내고, 통증은 계속 오고, 환자의 고통과 고생은 말로 할 수가 없다. 행인지 불행인지 모르겠으나, 요즘은 삼차신경통이라는 병이 많이 알려져 그래도 좀 상황이 낫고 정보도 예전보다는 많이 나오는 편이다. 그러나 전체 질병의 비율로 본다면 환자의 숫자가 아주 적은 편이라, 다른 흔한 질병처럼 연구가 진행되고 있지는 않은 듯하다. 정보가 매우 제한적일 수밖에 없다.

삼차신경통이 치통같이 오는 경우가 많이 있기 때문에 많은 환자가 초기에 치과를 찾게 되는데, 삼차신경통이란 병을 아는 치과의사들은 매우 드물었다. 솔직히 말하자면, (요즘은 나아졌으리라 생각하지만) 예전에 치과의사들은 너무하다 싶을 만큼 삼차신경통에 무지한 편이었다. 그래서 삼차신경통 카페에는 치과에서 멀쩡한 이를 뺀 사람들 얘기가 심심치 않게 등장한다. 얼마나 억울한가, 아픈 것도 괴롭고 서러워 죽겠는데 소중한 이까지 뽑아버리다니…. 발치를 해도 전혀 차도가 없으니 그제서야 다른 병원을 찾아 결국 삼차신경통이라는 청천벽력같은 병명을 듣는 것이다. 오죽하면 내가 삼차신경통 카페에 절대 이를 함부로 뽑지 말라는 공지까지 했겠는가.

이 정도로 정보도, 전문가도 드물었기에 예전에는 삼차신경통이라는 단어를 알기만 해도 병원이나 치료센터가 영업이 되던 시기도 있었다. 인터넷에서 삼차신경통이라는 검색어로 찾으면, 나오는 정보가 워낙 없어 뭐 하나라도 있으면 무조건 찾아다니곤 했다. 전국에서 삼차신경통을 고칠 수 있다고 홍보를 하는 곳이 있기만 하면 다 쫓아다녔다. 이 동네에서 만난 삼차신경통 환자를 저 동네에서 또 보고, 그런 곳들은 어디든 가면 나처럼 절박하게 여기저기 쫓아다니는 삼차신경통 환자들로 옹기종기 바글거렸다.

그런 와중에 고칠 수 있다고 큰소리치는 곳은 많이 봤고, 삼차신경통 완치를 시켰다는 주장도 많이 들었으나, 삼차신경통 환자 본인이 완치되었다는 소리를 하는 것은 들어 본 적이 거의 없으니 이것이 어찌 된 일일까.

내가 많은 곳을 쫓아다녀 본 결과, 대충 이런 스토리인 것 같다. 삼차신경통은 어찌 되었든 무통기 내지는 증세가 호전되는 시기가 있다. 그것은 치료 덕분일 수도 있고, 다른 이유일 수도 있다. 어쨌건 치료를 하는 중에 통증이 없어지니, 치료자는 본인이 고쳤다고 생각을 한다. 그래서 본인이 삼차신경통을 고쳤다고 홍보를 한다. 그러나 그 환자에게 다시 통증이 재발한다 해도 치료자는 그것을 알지 못한다. 왜냐하면 환자는 효과도 없는 그 치료를 다시 받으러 가지는 않을 것이기 때문이다. 이것이 내가 개인적으로도 몇 번 겪은 일이다.

일단은 삼차신경통이 발병했을 때, 환자들이 어느 병원을 가야 하는지부터 헤매는 경우가 많다. 삼차신경통과 관련된 진료과는 세 가지 정도이다. 신경과, 신경외과, 통증의학과. 그 외 구강내과도 있으나, 부차적으로 병행하여 진료받는 곳으로 생각하면 될 듯하다.

이 책을 읽는 독자 중 아직 병명이 확실치 않고 어디를 가야할지 몰라 고민 중이라면 처음에는 우선 신경과에 갈 것을 추천한다. 이러니저러니 해도 삼차신경통을 제일 잘 아는 과는 신경과이다. 그리고 약물치료를 우선시한다. 신경외과도 비슷하긴 하나, 외과이다 보니 약물적 치료보다는 수술적 치료를 좀 더 강조하는 경향이 있긴 하다. 신경과가 마땅하게 갈 곳이 없다면 차선으로 신경외과에 가면 된다. 대학병원 등 종합병원이 아닌 개인 의원의 경우는 신경과와 신경외과의 차이는 거의 느끼지 못하였고, 의사 개개인의 전문분야의 특성과 차이가 오히려 더 큰 느낌이었다.

통증의학과는 조금 미묘하다. 여기에서 말하는 통증이, 우리가 겪는 통증과는 조금 다른 듯해서 그렇다. 그리고 치료도 물리치료를 강조하는 경향이 있는데, 우리는 물리치료를 받는다고 좋아지진 않는다. (일단 몸의 긴장을 푸는 것이 중요하긴 하므로, 경직된 근육을 풀거나 하는 것은 물론 나쁠 것은 없겠지만) 그리고 무엇보다 삼차신경통약을 처방하는데 제한을 받는 경우가 많아, 아주 조금밖에 처방을 못 하거나 아예 처방을 못 하는 통증의학과도 있다. 물론 삼차신경통에 경험이 많은 통증의학과가 없다고 할 수는 없겠지만, 일단 우리 삼차신경통 환자가 갈 곳으로 우선적으로 추천하기는 조금 어렵다고 생각한다.

병원의 규모는 처음에는 대학병원이 아니라도 경험 있는 동네 신경과도 상관없을 것으로 본다. 어디든지 병원이 중요한 것이 아니라 의사가 중요하다. 삼차신경통은 좀 드문 병이라, 의사가 경험이 없는 때도 있다. 그래서 환자들이 조금 엉뚱한 약을 처방받는 경우들이 발생하기도 한다. 진짜 삼차신경통은 일반적 진통제로는 듣지 않는다. 그런데 하도 아파하니 독한 진통제들을 처방받고 복용은 하는데 약효는 별로 없는 사태가 벌어진다.

단 우리는 통증이 있는 경우에는 통증약을 매일 꾸준히 먹어야 하는 사람들이므로, 대학병원에 가면 최대 3개월 치까지 처방받을 수 있어서 약을 처방받기 위해 병원에 자주 가야하는 번거로움을 좀 줄일 수 있다. 의원급 병원은 처방할 수 있는 약이 대개 2주~한 달 치에 불과하다. 병원 규모가 클수록 약을 처방해 줄 수 있는 기간이 늘어나는 편이다. 그러나 만일 동네 병원 의사가 경험 있고 친절하다면, 도떼기시장 같은 대형 병원에서 한참 기다려서 겨우 몇 분 진료받는 것보다 나을 수도 있다. 왜냐하면 뒤에 자세히 얘기하겠지만, 본인에게 맞는 약을 찾기까지 상당한 시간이 걸릴 수도 있어 의사와 잘 상의하면서 여러 가지를 시도해야 하는 경우도 있기 때문이다.

그러나 수술을 염두에 두고 있다면, 선택지는 매우 좁아진다. 삼차신경통 관련 수술에서 경험 많고 실력 있다고 알려진 의사들은 숫자도 적고, 물론 모두 대형 병원이므로 예약을 한번 하려면 몇 달은 기본으로 기다려야 한다.

사실 서양의학에서는 치료가 아닌 통증 조절로서의 약물요법 아니면, 시술이나 수술밖에 방법이 없다. 약물은 근본적 치료가 되지 못하고, 시술이나 수술은 워낙 부작용이 심하고 위험성이 있어 가급적 최후의 수단으로 쓰려고 하는 경향이다. 그렇다면 한의학이나 기타 대체의학, 건강기능식품 등을 기대하는 수밖에 없는데, 이것이 참으로 힘들고도 많은 돈과 에너지, 노력을 요하는 일이다.

내가 삼차신경통 환자라는 것을 알고 나서, 내 특유의 열과 성을 다하는 성격을 바탕으로 수술 안 하고 내 병을 고치겠다고, 시도해보지 않은 것이 없을 정도로 한의원은 물론 별의별 곳을 다 쫓아다녔다. 나는 그때 생각했었다. 만일 누군가 진짜로 삼차신경통을 고칠 수 있는 사람이, 내 병을 고쳐줄 테니 1억 원을 내라고 한다면 어떻게 할 것인가 하고. 나는 '달러 빚'을 내서라도 1억을 기꺼이 낼 것이다.

그렇다면 1억을 100개로 쪼개 100만 원씩 100가지의 치료를 받아보고, 그중의 단 한 개만이라도 진짜로 삼차신경통을 고칠 방법을 찾아낸다면 똑같은 것이 아닌가, 하고 생각했다. 나는 1억을 쓸 각오를 하고 모든 것을 다 시도해볼 생각이었다. 그러나 불치병이나 난치병을 고친다고 하는 새로운 방법이나 대체치료는 생각보다 훨씬 더 비쌌다. 훌륭한 인성을 지닌 치료자가 없는 것은 아니지만, 드물었다. 많은 경우, 환자는 환자이기보다는 돈을 내는 고객일 따름이다. 어느 정도 재력을 지닌, 지푸라기라도 잡겠다는 심정의 절박한 환자는 호구 중의 호구가 되기 일쑤였다. 결국 지금까지 내가 내 병을 위해 쓴 돈은 대충만 계산해 봐도 1억 원이 훨씬 넘는다.

4. 약은 치료가 아니라 누르기

삼차신경통 약은 일단 1차약과 2차약으로 분류가 된다. 의사들은 먼저 1차약을 쓰고, 그것만으로 통증이 잘 안 잡힐 때 2차약을 처방한다. 그러나 삼차신경통 카페에서 환자들의 사례를 보면, 처방약이 어찌나 다양한지 의사마다 어떤 기준으로 처방하는지는 명확하지 않다.

삼차신경통은 진단이 까다로운 경우가 많기에, 1차약이 듣는지 안 듣는지가 삼차신경통 확진을 하는 기준이 되기도 한다. 즉 1차약이 효과가 있다면 삼차신경통일 확률이 높다는 것이다. 삼차신경통에는 간질 발작 등에 쓰이는 항경련제가 주로 효과를 보이는 것으로 알려져 있다. 다음은 미국신경과학회와 유럽신경학회의 권고를 토대로, 약에 관한 자료를 이해하기 쉽게 정리한 것이다.

[1차약]

Carbamazepine (카르바마제핀)	
삼차신경통 치료에 가장 중요한 약물. Carbamazepine은 말초 자극에 대한 삼차신경 기계수용체의 반응을 떨어뜨리는 역할을 함. 80% 정도의 환자에게서 효과가 있으나 시간이 지나면서 만족도가 낮아지는 것으로 알려짐 (내성). 경구투여시 느리고 예측불가능하게 흡수되며, 2~8시간 내에 혈중 최고농도를 나타냄. 복용시, 간 수치, 나트륨 수치 등의 확인을 위해 혈액검사를 주기적으로 실시해야 함. 가장 흔한 부작용은 졸림. 기타 부작용으로 소뇌증상, 복시, 백혈구감소와 같은 혈액학적 변화, 간이상, 피부발진 등.	
투여 병증	1) 간질 2) 삼차신경통 3) 조병, 조울병의 조상태, 정신분열증의 흥분상태
시판 약명	1) 테그레톨 200mg / 테그레톨CR 200mg (한국 노바티스) 2) 카마제핀정 200mg (명인제약)
하루 복용량	400mg, 최대권고치 800mg, 최대허용치 1200mg
복용법	하루에 100mg 두 번으로 시작하여 3~4일 간격으로 50~100mg씩 증량하여 목표용량인 400~1000mg 범위에서 조절

Oxcarbazepine (옥스카르바제핀)	
투여 병증	1) 간질 2) 과도하게 흥분한 신경막을 안정시킴으로써 경련의 빈도를 감소시켜 신경통을 개선
시판 약명	1) 트리렙탈필름코팅정 150mg, 300mg, 600mg (한국 노바티스) 2) 트립탈 150mg, 300mg, 600mg (대웅제약) 3) 옥사제핀 150mg, 300mg, 600mg (명인제약)
하루 복용량	600mg, 최대권고치 1200mg, 최대허용치 2400mg

　　약을 복용할 때 아주 중요한 주의 사항이 있다. 첫째, 증상이 개선되더라도 전문가와 상의없이 투약을 중지하지 말아야 한다. 그러나 경

험상 이것은 세월이 가면 본인이 더 조절을 잘하게 되므로, 우선 본인의 몸을 잘 관찰하는 것이 필요하다. 둘째, 가급적 일정한 시간에 투여하는 것이 좋다. 식후에 먹는 것이 권고되나, 우리는 통증이 심할 때는 식사가 어려우므로 그런 경우는 식사와 관계없이 먹어도 된다. 셋째, 복용 중에는 최대한 금주하도록 권고된다. 넷째, 어지럽거나 졸음이 올 수 있으므로 운전 중이나 위험한 기계 조작 때 주의한다. 다섯째, 발열, 오한, 근육통, 피로 등의 증상이 나타나면 전문가와 상의해야 한다.

테그레톨은 먹은 후에 두드러기와 발열로 엄청난 고생을 했다는 카페 회원들이 있으므로, 만일 테그레톨 복용 후에 위와 같은 증세가 나타난다면 즉시 투약을 중지하고 다른 약으로 바꿔야 한다. 'Dress 증후군'이라고 하는 위 증세는 약 복용 후 즉시가 아니라 한 달쯤 후에 나타나는 특징이 있다고 하므로 주의해야 한다. 그 외, 내 경험으로는 약으로 가장 흔히, 즉각적으로 나타나는 부작용은 변비 증세이다. 그러므로 식이섬유와 유산균을 많이 섭취하는 것이 좋다.

[2차약]

Lamotrigine (라모트리진)	
투여 병증	1) 간질 (뇌전증) 2) 양극성 1형 장애 환자에서의 우울삽화의 재발 방지
시판 약명	테바라모트리진츄어블정 25mg 50mg 100mg (한독테바)
하루 복용량	100~200mg, 최대권고량 400mg

Baclofen (바클로펜)

이 약은 다른 치료약제들과 달리 항경련제가 아님. 말초신경이 아닌 중추에 작용하는 약으로, GABA 수용체에 작용하여 칼슘이온의 유입을 억제해 흥분성 신경전달물질을 감소시킴. 단독보다는 1차약과 병용해 쓰이는 경우 많음.

투여 병증	1) 다발성 경화증 2) 척수질환으로 인한 경직 3) 대뇌 원인으로 인한 경직
시판 약명	바클로펜정 10mg (한독약품)
하루 복용량	30~80mg, 최대권고량 80mg

[대체약]

Phenytoin (페니토인)

Carbamazepine에 효과가 없거나 견디지 못하는 경우에도 추가로 사용 가능. 딜란틴 Dilantin이라는 이름으로도 불리움부작용으로는 복시, 실조, 간질환, 잇몸비후, 혈액이상, 남성형 털과다증 등이 있음.

투여 병증	간질
시판 약명	1) 페니토인캡슐 100mg (부광약품) 2)페니토인정 100mg (명인제약)
하루 복용량	300mg, 최대권고량 600mg
복용법	200mg으로 시작하도록 권고되며 통상적으로 하루 300mg이 사용됨

Topiramate (토피라메이트)

투여 병증	1) 간질 2) 편두통의 예방
시판 약명	피엠에스토피라메이트정 25mg (파마사이언스코리아)
하루 복용량	100~200mg, 최대권장 500mg, 최대 1000mg

	Gabapentin (가바펜틴)
투여 병증	1) 간질 2) 신경병증성 통증 ※신경학회 권고약은 아니나, 국내에서 많이 처방받는 약임
시판 약명	뉴론틴 정/캡슐 (한국 화이자)가바펜틴 정/캡슐 (동아에스티, 건일제약, 태극제약, 현대약품, 한국 파마, 바이넥스) 매우 다양한 용량이 출시되어 있음
하루 복용량	용량에 따라 상이함

여기에 정리된 것은 일반적인 사항으로 개개인에 따라 효과와 반응은 다양하다. 약도 알약과 캡슐이 있고, 용량이 다 다르므로 약에 대해 잘 모르는 상태에서 마음대로 먹어서는 안 된다. 최대허용치는 그 정도까지 허용을 한다는 의미가 아니라, 절대로 그 '허용치를 넘어서는 안된다'는 마지노선 정도로 이해하기를 바란다. 모든 약은 의사의 처방에 따라야 하며, 처음에는 소량부터 시작하여 천천히 하루 권장량까지 이르는 것을 원칙으로 한다.

[진통제 계열]

시판 약명	투여 병증
울트라셋 (한국얀센)	중등도~중증의 급·만성 통증
심발타 (한국릴리)	1) 주요 우울장애 2) 범불안장애 3) 당뇨병성 말초 신경병증성 통증 4) 섬유근육통 5) 골관절염 통증
리리카 (한국화이자)	말초 신경병증성 통증의 치료 (마약성 진통제)
타진 (한국먼디파마)	중등증 및 중증의 통증 (마약성 진통제)

마약성 진통제는 극통이 올 때 일시적으로 처방되는 경우가 많다. 나는 극통기에 리리카를 추가로 처방받은 경우가 두 번 있었는데, 나에게는 어지럽기만 할 뿐, 거의 효과가 없었다. 효과를 보는 사람도 있는 모양이나, 문제는 용량을 늘리게 되면 부작용이 클 수 있으므로 매우 주의를 요한다. 특히 면역력이 떨어지거나, 정신적 의존도(중독)가 높아지는 것을 경계해야 한다. 장기 치료 목적으로는 적합하지 않다고 본다.

스테로이드(corticosteroids)도 급성 신경성 통증에 효과가 있다고 알려져 있다. 그러나 모두 알다시피, 심각한 부작용을 동반할 수 있으므로 스테로이드는 가급적 사용하지 않을 것을 권고한다. 의사와 상의하여 초단기간 사용하는 경우에 한해 응급수단으로 사용한다.

또한 삼차신경통의 증상 개선을 위해 항우울제의 처방이 함께 이루어지는 경우도 많다. 연구에 의하면, 만성통증 환자에게 항우울제를 사용하는 경우, 통증과 우울증 양쪽에 모두 효과가 있다고 한다. 내가 보기에는, 통증이 지속되면 우울감이 함께 오고, 우울감은 통증에도 좋지않은 영향을 미치므로 항우울제가 효과가 있을 수 있다고 본다. 그러나 항우울제는 보조약으로서 조심스럽게 접근할 필요가 있다. 나의 경우는 항우울제의 가시적 효과는 느끼지 못했다.

[그 외 치료약들]

보톡스 (Botulinum Toxin)

보툴리눔 톡신, 일명 보톡스는 Clostridium botulinum에서 추출한 생물학적 독소이다. 미용 및 의료 목적으로 많이 사용되나, 만성통증환자의 신경치료에도 효과가 있는 경우가 보고되어 있다. 나는 피부과 의사가 (미용 목적인 줄 알고) 내 턱은 해도 거의 효과 없다며 말리는 것을 기어이 해달라고 시도해보았다가 통증이 몇 배가 되는 바람에 정말이지 죽는 줄 알았다. 어금니 쪽 윗잇몸과 아랫잇몸을 마치 초강력 고무줄로 묶어놓고 그것을 입을 열 때마다 억지로 당기는 것 같은 느낌이었다. 통증을 감소시켜보려고 물불 안 가리고 시도하다 쓴맛을 본 케이스이다. 그러나 효과가 있다고 카페에 보고한 삼차신경통 환자도 있으니, 역시 삼차신경통은 변화무쌍하고도 다양한 세계다.

캡사이신 (capsaicin)

캡사이신은 체내 신경말단에서 진통 소염 효과를 나타낸다고 보고되고 있다. 캡사이신은 고추에서 추출한 천연물질인데 그 정확한 적용기전은 아직도 밝혀져 있지 않다고 한다. 당뇨병성 신경증, 대상포진에 의한 신경통 등에 효과가 있다고 한다. 내가 캡사이신에 대해 처음으로 알게된 것은 해외 유튜브에서 한 외국인이 캡사이신을 사용하면 삼차신경통 통증이 감소된다고 사용법을 올린 것을 본 때다. 워낙 사용방법이 극악한지라 (구강으로 캡사이신을 머금고 있는 방법이었다) 그때는 말도 안 된다고 생각했는데, 나중에 캡사이신이 통증 완화를 위해 의료적으로 사용이 된다는 것을 알게 되었다.

나는 캡사이신이 포함된 크림을 사용해보았는데, 통증이 피부 가까운 곳으로 발생할 때 도움이 되는 것으로 느껴졌다. 내가 처음으로 캡사이신 크림을 시도하였을 때 얼굴 양쪽에 다 발라보았는데, 통증이 있는 오른쪽, 특히 통증이 주로 오는 부위가 더 빨개지길래 신기하다고 생각했다. 그 후에 피부 가까운 쪽에 통증이 왔을 때 캡사이신 크림을 발라보니 어느 정도 효과가 느껴졌다.

처음에는 많이 빨개지고 매운 것이 피부에 닿았을 때 특유의 화끈거림이 있으나 점차 익숙해진다. 삼차신경통 관련한 보고에서는 처음에 발랐을 때는 통증이 더 심해질 수 있으나 점차 통증이 완화된다고 했다.

이 외에도 다양한 약들이 처방되고 있으나, 주요한 것들만 정리했다. 삼차신경통은 기본적으로 간질 발작을 누르는 약들이 대부분이다. 즉, 간질 발작을 누를 정도로 워낙 센 약인 데다, 부작용도 여러 가지 나타날 수 있다. 실제로 먹으면 어지러움, 구토, 심한 졸림, 변비, 속쓰림 등의 증상이 나타나기도 한다. 나는 간질약이라는 말에, 내 마음대로 절대 먹지 않고 버티겠다고 결심을 하고 5년이 넘게 약을 먹지 않고 버텼다. 그 덕에 정말 다양한 통증 양상을 겪었고, 약을 안 먹으면 어떤 상태가 되는지를 정확하게 경험했다. 절대 두 번 다시 하고 싶지 않은 경험들이다.

똑같은 테그레톨이라도, CR이 있고 그냥 일반 약이 있다. CR은 Controlled Release라고 하여 12시간에 걸쳐 천천히 흡수되게 만들어진 약이다. 의사들은 주로 CR을 처방해준다. 아마도 지속 시간이 긴 것이 낫다고 판단하는 듯싶다. 나도 처음에 테그레톨CR을 처방해줘서 그것만 먹어야 하는 줄 알고 항상 CR만 처방을 받아서 먹었었다. 그러나 약발이 좀 떨어진다 싶던 때에, 일반 약을 하루 중간에 먹어보겠다고 의사에게 요청하여 처방을 받아봤다. 그래서 두 가지를 복용해보니, 일반 테그레톨이 훨씬 낫게 느껴졌다. CR과 같이 천천히 녹는게 아니라, 두세 시간 있으면 좀 어지럽기도 하고 심하게 졸린 증상이 오긴 하는데, 차라리 그렇게 한꺼번에 확 통증을 누르는 것이 더 관리가 잘되는 느낌이었다. 확 눌러놓고 서서히 풀리는 느낌이랄까. 그래서 낮에는 일반 테그레톨, 잘 때는 서서히 녹는 게 나을 것 같아 저녁에 잘 때는 CR을 복용하며 상태를 보다가, 그냥 처방이 복잡하지 않게 일반 약으로 완전히 바꿨다.

중요한 포인트는, 약을 처음에 처방받은 그대로 관성적·습관적으로 복용하는 것이 최선이 아닐 수도 있다는 것이다. 만일 약이 잘 듣지 않는 듯하다면 의사와 상의하며 기회가 되는대로 여러 가지로 시도를 해보는 것이 좋다고 본다. 물론 약이 효과를 보기까지 최소 2주 정도는 지켜본다. 희한하게도 같은 약인데도 제조사에 따라 더 내 몸에 맞고 안 맞는 약이 있다. 알약이냐 캡슐이냐에 따라서도 다른 경우가 있다. 즉, 같은 삼차신경통 환자들이라도 맞는 약이 가지각색으로 다른 형편이다. 의사도 선호 약들이 다양한 편이라, 내 주치의의 선호약과 내게 맞는 약이 다를 수도 있다. 나는 대학병원에서 테그레톨보다는 트리렙탈이 부작용이 적다고 처방해준 적이 있다. 그런데 너무 어지러워져서 도저히 계속 먹기가 어려웠다. 두 개 약이 똑같다며 처방해준 것인데도 사람마다 받는 게 다른 것 같다. 나와 반대로 테그레톨은 어지러워서 못 먹는데 트리렙탈은 괜찮다는 환자도 있다. 결국, 우리 몸에 맞는 처방은 우리가 발견해나가는 수밖에 없는 거 같다. 단 시도를 마음대로 해서는 안 되고, 반드시 의사와 상의해가면서 처방받아야 한다.

삼차신경통 약의 부작용을 호소하는 사람들도 많다. 큰 부작용 없이 맞는 약이 있기만 해도 복이라고 할 수 있다. 약 복용을 시작한 후, 즉시 또는 며칠이나 몇 주 후에 두드러기, 발진 등이 올라오면 부작용일 수 있으니 즉시 약을 처방받은 병원에 다시 가서 증상을 얘기하는 것이 좋다. 반드시 어떤 약을 복용하고 있는지 말해야 한다.

약의 부작용이 두렵다고 함부로 먹었다 끊었다 하는 것도 적절하지 않다. 많은 사람이 통증이 조금 나아졌다고 끊었다가 그 후 더 큰 통증에 시달리는 경험을 한다. 복용량의 증감도 매우 주의 깊게 다뤄야 할 문제이다. 담당 전문의와 상의를 하는 것은 필수적인 사항이다. 통증약은 각 약물마다 최고권장량이 다르고, 또한 몸과 마음의 상태나 음식의 섭취 상태에 따라 약의 효과도 달라지는 경우가 많다. 항상 똑같은 것이 아니다. 특히 통증이 심해서 약의 투여량을 늘리는 경우도 신중하게 해야 하지만, 통증이 나아져서 투여량을 줄이는 경우는 더욱 신중해야 하는 것이 우리 삼차신경통 환자들의 경우라고 할 수 있다.

약을 늘리는 것보다 더 어려운 일이 줄이는 것이다. 약을 줄일 때는 천천히 가급적 반 알 단위로 줄일 것을 권장한다. 즉 두 알을 먹다가 줄이는 경우에는 한 알 반을 먹는 식으로 말이다. 그리고 약의 효과는 2~3일 후에 신체에 제대로 반영된다고 일단 전제하고, 사흘 이상 추이를 보며 줄이는 것이 좋다고 본다. 그리고 줄이고 나서는 그 상태로 어느 정도 기간을 유지하다 다시 줄이는 식으로 아주 천천히 조절한다. 약을 줄일 때에는 통증의 상태도 보지만, 몸 전체 컨디션을 보아가며 줄이는 것이 좋다고 생각된다.

5. 시술이냐 수술이냐 그것이 문제로다

약물치료가 더 이상 효과적이지 않거나, 약물로는 더는 통증을 버틸 수가 없다고 느낄 때, 삼차신경통 환자들은 시술이나 수술을 생각해 보게 된다.

일반적으로 시술이란 절개를 하지 않고 경피적으로 하는 방법이다. 수술은 뇌신경에 외과적 수술을 가하는, 즉 머리를 여는 개두술을 말한다. 다 장단점이 있으므로 의사와 충분한 논의를 거쳐 이해한 후에 결정해야 한다. 대부분의 치료법은 단기적으로는 효과적이나, 많은 환자에게서 빠르면 몇 달, 또는 수년 내에 재발하는 경향을 보이므로 영구적 치료법이라 말하기는 어렵다. 시술과 수술 후의 효과와 지속기간은 환자에 따라 천차만별이고 예후도 다양하다.

분류	종류	장점	단점
경피적 방법 (시술)	신경차단술 고주파응고술 감마나이프 성상신경절차단술 풍선압박술	상대적으로 간단하고 위험부담이 덜함	수술에 비해 효과의 지속기간이 짧은 편이고 감각소실의 발생률이 높아 환자가 심각한 불편감을 느끼는 경우가 많음
개두술 (수술)	뿌리절제술 미세혈관 감압술	수술후 효과의 지속기간이 긴 편이며, 재발이나 감각손실이 상대적으로 낮은 편	뒤쪽 머리를 열어 뒷머리뼈우묵을 건드리기 때문에 청력손상, 뇌졸중, 뇌막염, 사망의 위험을 감수해야 함

[시술과 수술의 종류]

지금까지 여러 케이스를 보면 수술도 영구적 치료법이라고 하기는 어렵다. 수술이나 시술을 한다 해도 재발을 하는 경우가 많기 때문에, 많은 삼차신경통 환자들이 이 방법, 저 방법을 전전하며 더 효과 있는 시(수)술을 찾아다니기도 한다. 한편으로 많은 환자가 시술이나 수술 후 통증이 사라지는 경험을 하니, 절망할 필요는 없다고 생각한다. 그러나 오래 삼차신경통을 앓아온 환자들이나 많은 신경과 전문의들은 우선 약물적 방법으로 통증을 관리하고, 수술은 최후의 수단으로 남겨놓으라는 조언을 한다.

시술이나 수술 후에는 전체적으로 안면 감각의 저하를 가져오나, 그 강도나 감각이 되돌아오는 기간도 환자마다 천차만별이다. 수술의 결과도 환자마다 다양하다. 어떤 이는 성공하여 곧 통증이 없어지기도 하고, 어떤 이는 예후가 더 좋지 않은 예도 있다. 신경이라는 것이 너무 예민하고 섬세한 부위이고, 환자마다 조금씩 다른 점이 있어 한마디로 똑 부러지게 특정 짓기는 어려운 듯하다. 특히 통증이 너무 극심한 나머지 수술 전에 자세한 사항을 듣지 못하거나 흘려들은 채 서둘러 수술을 하는 경우들도 있어, 우리 환자들은 꼭 미리 자세한 사항과 주의점, 생길 수 있는 부작용 등을 최대한 상세히 알고 임할 수 있도록 해야 한다. 다양한 사례를 다 보여줄 수는 없지만, 대표적인 시술과 수술에 대해 간략히 설명한다.

[시술 요법]

삼차신경차단술

1904년 Schlosser가 삼차신경통에 알코올 차단을 보고한 이래 100년 이상된 고전적 방법이다. 삼차신경부위의 통증부위를 확인하여 직접 바늘로 알코올을 투여해 신경을 차단하는 방법이다. 시술 후 얼굴의 감각저하가 나타난다. 사람마다 감각저하의 강도나 기간이 천차만별이다. 처음에는 적응이 안되어 혀를 깨무는 등 고생하는 사람들도 있다. 그래도 통증보다는 낫다고 하는 사람도 있고, 시술받은 것을 후회한다고 하는 사람들도 상당수 있다. 영구적 치료법이 아니라서, 재발하여 통증이 돌아오는 기간도 사람들마다 다양하다. 시술을 거듭할수록 효과가 떨어지고 재발기간도 짧아진다고 한다.

장점	시술이 간단하고 치료효과가 바로 나타남. 가격이 저렴한 편임
단점	시술 자체가 통증이 매우 심한 편. 통증 부위를 자극해 통증을 일부러 일으켜 해당 신경을 찾아 시술하므로, 시술 시의 고통과 공포가 상당하다고 함. 얼굴 감각의 저하나 마비가 심한 편이라 그에 따른 고통을 호소하는 환자도 많다. 위아랫니의 교합에 영향을 주나 이것도 서서히 나아진다고 함
입원기간	입원할 필요 없음

고주파응고술

볼에 바늘을 삽입해 삼차신경을 열을 이용하여 응고시키는 시술. 국소마취를 하여 삼차신경을 응고시키는데 약 30분간의 치료로 끝나므로 상대적으로 간단하다.

장점	통증은 잘 잡히는 편임. 감각의 저하는 아주 심하진 않음. 반복 시술이 가능함
단점	얼굴 부위 감각의 저하로 표정 짓거나 미용적 측면에서 티가 좀 난다고 함. 시술 후 당분간 통증이 더 심해질 수도 있다고 함. 신경이 되살아나면 재발 가능성 높음
입원기간	하루정도. 1회성 시술

감마나이프·사이버나이프

감마선 등 방사선을 이용해 1회 또는 여러 번에 걸쳐 짧은 기간 안에 대량의
방사선을 집중 조사하여 치료하는 시술이다. 외과적 수술이 불가능하거나
위험한 경우에 시행됨. 수술보다 위험성이 낮고 합병증을 최소화하면서 수술에
버금가는 효과를 얻을 수 있다고 한다.

장점	치료과정에 통증이 별로 없음
단점	고가이며 치료효과가 천천히 나타남. 시술을 여러번 하는 것은 불가능
입원기간	1~3일

성상신경절차단술

통증클리닉에서 흔히 이용되는 주사치료 방법중 하나이다. 성상신경절은 목부위의
6번과 7번 경추 사이에 있는 교감신경절로서 머리, 목, 심장, 팔로 가는 교감신경들이
이곳을 통한다. 성상신경절차단술은 성상신경절을 국소마취제 등으로 차단하여,
자율신경계의 불균형을 조절하고, 머리와 목으로 가는 혈류를 증가시킴으로서
통증을 감소시킨다고 한다.

장점	시술이 비교적 간단함
단점	지속적인 치료로 최소 10~30회를 꾸준히 받아야 함. 삼차신경통에 대한 통증감소 효과가 불확실함
입원기간	30분 정도 쉬면 됨

풍선압박술

입 옆으로 바늘을 넣어 신경과 혈관 사이에 조영제를 넣어 풍선처럼 부풀린후
다시 제거하는 방법이다. 시술 자국이나 흉터는 거의 남지 않는다. 뇌수술이나
전신마취가 불가능한 환자들에게 적합하다고 한다.

장점	개두술(뇌수술)에 비해 비교적 단순하여 안전하며 효과적인 방법으로 알려짐
단점	감각저하 및 윗니·아랫니의 교합에 영향을 주나, 점점 돌아온다고 함 국내에서는 부산 ㅁ병원에서만 가능하여 선택권이 적음
입원기간	1일

시술의 경우, 삼차신경에 직접적으로 시술하는 것은 매우 조심하는 것이 좋다. 수술을 하는 신경외과의의 경우, 특정 시술을 한 적이 있는 환자는 수술할 수 없다고 하는 사례도 있다고 한다. 수술은 근래 진행되는 수술은 모두 미세혈관감압술로 다른 수술법에 대한 자료는 거의 나오지 않는 상황이므로, 미세혈관감압술만 간단히 설명한다.

[수술 요법]

미세혈관감압술		
요즘 삼차신경통 환자들이 가장 많이 받는 수술이다. 귀 뒤쪽 머리를 열어(개두술) 안면신경과 신경을 압박하는 뇌혈관 사이에 스폰지와 밴드를 삽입하여 혈관과 신경을 분리하는 수술이다. 뇌수술이기에 일단 수술에 대한 부담이 크고, 수술이 성공적이면 통증이 빨리 사라지지만, 그만큼 부작용이나 후유증의 부담도 커서 환자들이 비수술적 시도를 하고 나서 최후의 수단으로 선택하는 편이다. 삼차신경쪽으로 가는 신경과 혈관 등이 마찰이 되어 신경통증이 생긴다는 개념으로 신경과 혈관을 서로 떼어내면 통증이 사라진다는 원리이다. 10년에 70% 이상에서 지속적인 완화를 보이는 장기 효과를 보인다. 재발이나 감각손실의 위험이 낮아, 부작용의 발현이 낮은 편인 젊고 건강한 환자에게 좋은 선택이 될 수 있다.		
장점	근본적 문제를 제거하는 수술이라고 할 수 있어 회복 후 통증 문제가 거의 해결되는 경우가 많음. 재발의 확률이 적거나 상대적으로 늦은 편	
단점	수술 직후의 통증이 큰 편이라고 경험자들은 얘기함. 신경 감각이 떨어져 청력이나 시력에 문제가 오는 경우가 간혹 있어 주의를 요하고, 대개는 시일이 지나면 점점 나아진다고 함. MRI 판독상 혈관이 신경을 누르는 것이 확인되는 경우에만 가능	
입원기간	3일~1주 정도	

여기 정리한 내용은 어디까지나 일반론이며, 삼차신경통 카페에서 환자들 후기를 보면 같은 수술이라도 효과, 예후, 부작용, 입원 및 회복 기간, 재발 여부, 무통기 지속기간 등이 이루 말할 수 없을 만큼 다양해 천차만별이다. 가히 복불복이라는 표현밖에는 할 수가 없을 만큼, 같은 시술이나 수술이라도 극과 극의 결과를 보이는 경우가 많으므로, 시술이든 수술이든 쉽게 생각할 일은 아니다. 삼차신경통은 통증이 워낙 극심하므로, 무엇이든 지푸라기 잡는 심정으로 병원을 찾아다니는 현실이 안타까울 따름이다.

예후가 좋지 않은 경우, 통증이 더 심해지기도 하고, 감각저하나 마비, 청력의 이상, 기타 다른 이상증세가 나타나는 경우도 있다. 물론 통증에서 해방되어 기쁨을 만끽하는 글도 많이 올라온다. 통증이 너무 극심한 나머지, 어떤 방법을 쓰든지 하루빨리 고통에서 해방되고 싶을 것이다. 그러나 여러 가지 사례를 보았을 때, 삼차신경통은 단 하나의 해법이라는 것은 존재하지 않는다. 그러므로, 어떤 방법을 선택하든지 단지 의사의 말이나 단편적인 지식만 가지고 쉽게 결정해서는 안 된다. 삼차신경통 카페에는 수많은 사례와 후기, 경험담이 올라와 있다. 스스로 공부해야 한다.

본인의 몸은 본인이 책임져야 한다. 그 어떤 이를 의지한다 한들, 결국은 내 몸을 대신해줄 사람은 이 지구상에는 없다. 그러니 이제부터는 내가 내 몸을 100% 책임진다는 마음가짐으로 어떤 선택을 하든지 신중하게 하기를 조언한다.

3장

삼차신경통이 내게 준 깨달음

1. 삼차신경통이 나에게 알려 준 생의 의미

　나는 삼차신경통이란 이 고약하고도 끔찍한 병이 왜 나에게 왔는지, 하늘을 원망하고 신을 원망했다. 똑같은 통증이라도 좋으니 얼굴만 아니라면 차라리 감사할 것 같았다. 나는 이 병으로 인해, 내가 평생을 걸쳐 노력하며 쌓아왔던 것을 하나도 빠짐없이 내려놔야 했다. 어떻게든 놓지 않으려고 발버둥을 칠수록, 나에게 가해지는 고통은 커졌다. 나는 인생이 엉망진창이 되어간다고 느꼈다. 무엇이든 의지만 있으면 불가능은 없다고 생각했는데, 이 병은 의지를 내면 낼수록 더 날뛰었다.

　나는 마침내 내가 소중히 여기던 가치들을 모두 내려놨다. 그런데 신은 내가 그렇게 내 안에 꽉꽉 채워 넣고 있던 것들을 비우기를 기다리고 계셨던 모양이다. 내가 거의 자포자기하는 심정으로 모든 것을 내려놓고 내 그릇을 비우자, 그 안에 다른 가치들이 채워지기 시작했다. 그리고 돌아보니, 내가 그토록 중하다고 생각했던 가치들이 실은 별로 중요하지 않은 것들이라는 것을 깨닫게 되었다.

마치 오로지 앞만 보고 달리는 경주마처럼, 쉬는 법도 없이 전력 질주를 하면서 살았다. 이제 나는 내 병이, 끝에 무엇이 있는지도 모르고 달리기만 하던 나를 억지로라도 멈춰 세우고, 휴식을 취하고 삶을 돌아보고 나를 돌아볼 수 있게 하기 위한 신의 뜻이었다고 믿는다. 나는 본의 아니게 멈춰 서서, 처음으로 내 인생을 바라보며 삶에 대해, 그리고 죽음에 대해 생각하게 되었다. 그리고 인생의 의미와 내가 사는 목적은 무엇인가를 생각하기 시작했다.

나는 인생의 목적도 없이 달리고 있었다. 나는 다른 것은 모르겠고 돈은 좀 열심히 벌겠다는 생각을 하고 있긴 했다. 우리 어머니가 살아 계실 때, 은퇴를 하면 제3세계에 가서 어려운 사람들에게 봉사하며 선교 활동을 하고 싶다는 말씀을 하곤 하셨다. 그때마다 나는, 열심히 일해서 돈 벌어 어머니가 봉사하시는데 아무런 어려움이 없도록 지원하겠다고 약속했다. 어머니의 인생의 꿈이 곧 내 인생의 꿈이었고, 그것이 내가 돈을 벌겠다고 생각한 이유였다.

나의 어머니는 평생을 고생하면서도, 신실한 신앙을 가지고 착하고 성실하게 사시며 항상 주변을 도와주던 분이셨다. 일가친척과 지인들의 존경을 한 몸에 받으셨다. 미국에 살던 어머니가 돌아가셨을 때, 오빠가 수배해놓은 장례식장에 미리 갔는데 장례식장이 너무 컸다. 미국은 한국 같지 않아서 주변에 사람도 많지 않고, 상당히 가깝거나 의미 있는 사이가 아니라면 보통 관혼상제에 참석까지는 하지 않는다. 나는 어머니를 보내는데 장례식장이 휑하면 더 슬플 것 같았다. 사실 나는 어머니를 잃은 상실감이 너무 커서 정신이 없는 상황이었고, 장례식 당일은 정신없이 계속 울고 있었기 때문에 거의 아무것도 눈에 보이지 않는 상태였다. 그런데 중간에 문득 눈을 뜨고 식장을 바라봤는데, 식장이 휑하기는커녕 그 넓은 공간에 사람들이 꽉 차서 의자가 모자라 서 있는 사람들이 빼곡했고, 그래도 다 들어오질 못해 문밖에까지 사람들이 서 있는 것이 아닌가. 나는 슬픔에 정신이 없는 와중에도 '아, 맞아, 내 어머니는 이런 분이셨어!'하는 감동이 벅차게 올라왔다. 어머니를 기억하는 사람들이 미국 곳곳에서는 물론 한국과 다른 해외에서도 참석했다. 우리 어머니는 대단한 사람도 아니고, 그저 평범하디 평범한 소시민일 뿐이었으나, 돌아가실 때의 모습은 그렇지 않았다.

사람들이 많이 온 것이 중요한 것이 아니라, 우리 어머니가 살아온 인생을 그 장면이 대변해주는 듯했다. 나는 그때, 내가 죽을 때 어머니의 반만이라도 따라갈 수 있기를 간절히 기도했다.

어머니가 돌아가신 후, 나는 여전히 열심히 살았다. 그런데 곰곰이 생각해보니, 나는 인생의 꿈이 없었다. 내가 성공하고 돈 벌어 무엇을 할지는 어머니가 살아계실 때는 명확했다. 어머니가 마음껏 본인이 원하는 봉사를 할 수 있도록 해드리는 것이 그때까지의 내 인생 목표였다. 어머니가 사라지니 내 목표도 사라졌다. 나는 물론 어머니가 계신 곳이라면 짬짬이 가서 옆에서 도울 생각이야 있었지만, 혼자서 내가 직접 제3세계에 가서 봉사 활동하는 것은 상상이 되지도 않고, 하고 싶은 일도 아니었다.

그래서 나는 내가 무엇을 하고 싶은지 생각을 해보기 시작했다. 그런데 떠오르는 게 없었다. 물질적으로나 사회적으로, 또는 단기적으로든 장기적으로든 나는 뭔가를 강렬하게 원하는 것이 없었다. 나는 재정적으로도 사회적으로도 큰 아쉬움 없는 삶을 살고 있었고, 엄청나게 큰 욕심이 있는 것도 아니었다. 뭔가 정말로 원하는 것이 있으면 손에 넣거나 실행할 수 있는 정도는 되었기도 했다.

그러나 사람은 그런 것으로 사는 것이 아니다. 나만을 위해 사는 것은 한계가 있고, 진정한 기쁨을 주는 것이 아니라는 것은 일찌감치 깨달았다. 하지만 시간은 계속 흘러갔고, 나는 그저 관성적으로 치열하게 살고 열심히 돈을 벌었으며 그러다 병이 생겼다. 병으로 인한 수많은 사건들, 고통과 통찰, 그리고 경험을 통해, 나는 영성에 눈을 떴다. 나는 원래 기독교 집안에서 자란 신앙인이긴 하지만, 우리 어머니처럼 독실했다고는 양심상 말 못 하겠다. 그러나 내가 병과 사투를 벌이면서 조금씩 쌓아온 영성에 대한 깨달음은 특정 종교와는 관련 없는 것이다.

내가 왜 이 세상에 태어났는지, 내가 이 세상에 온 의미와 목적은 무엇인지, 인생을 어떻게 살아가고, 어떻게 죽어야 할 것인지를 생각하는 것은 그 무엇보다도 중요한 일이다. 많은 사람이 마치 자신은 죽지 않을 것처럼 산다. 그리고 죽음 너머에 과연 무엇이 있을 것인지 생각하기를 거부한다. 영성에 눈을 돌리면, 이러한 것들을 알게 되고, 깨달는 것들이 생기기 시작한다.

나는 삼차신경통이 생긴 이래, 언젠가 나와 같은 병을 가진 사람들을 돕는 사람이 될 수 있기를 마음속 깊은 곳에서 기원했다. 사실 그때는 무언가 구체적 계획은 아무것도 없었고, 실현 가능할지조차도 깊이 생각하지는 않았다. 단지 마음에 품었을 뿐이다.

건강을 잃은 이래, 내 인생은 내 생각과는 전혀 다른 방향으로 흘러갔다. 그 전까지의 나는 내가 마음먹은 대로 살아왔던 사람이었는데, 내 인생이라는 배의 키를 잡은 것은 더 이상 내가 아니었다. 내가 잡고 매달리며 어떻게든 컨트롤 해 보려던 키를 마침내 힘에 부쳐 놓아버리자 그때부터는 배가 나를 태우고 흘러갔다. 방향도 목적도 없이 정처 없이 흘러가는 줄 알았던 이 배가, 어느덧 돌아보니 정확한 방향과 목적을 향해 오차 없이 나아갔다는 것을 정말 한참 후에야 깨닫게 되었다. 마치 나에게 누군가가 키를 줬는데 자꾸 엉뚱한 방향으로 가자, "안 되겠다, 너 비켜, 이제부터는 내가 운전할게"라고 한 것 같았다.

그렇게 바뀐 나의 인생길은, 내가 오래전에 품은 다른 환자들을 돕고자 한 기원을 실현하는 방향으로 움직였다. 나는 시각디자이너라는 원래의 전문 영역을 떠나게 되었고, 이제는 다른 이들이 병을 관리하고 건강해질 수 있도록 돕는 조력자가 되려고 한다. 상담심리학을 전공하면서는 다른 이들의 심리적 문제를 도와줄 수 있는 전문가가 될 발판을 마련했다. 그런데 내 전작에서 자세히 밝힌 것처럼, 어쩌다 보니 다른 이들이 창업과 투자를 통해 부의 파이프라인을 만들고 삶의 균형을 이룬 재정적 설계를 하는 데 도움을 주는 역할도 시작하게 되었다. 하다 보니 인생에 있어 꼭 필요한 육체의 건강과 마음의 건강, 부의 창출 등 다방면으로 도움을 줄 수 있는 사람으로 변신하고 있었다. 그 어떤 것도 원래의 내 인생계획에는 전혀 없던 일이나, 내 인생은 내 뜻과는 상관없이 이런 방향으로 흘러왔다.

내가 원래 전공하던 시각디자인은 무언가를 만들어낸다기보다는 조합을 해내는 직업이다. 내가 디자인 전공 교수를 할 당시, 학생들에게 우리가 뭐 하는 사람들인지를 정확하게 설명하기 위해 '요리사'에 비유를 하곤 했다. 요리사가 하는 일은, 뭔가를 새로 만들어내는 것이 아니라, 농부가 농사지은 농산물, 바다에서 어부가 낚은 해산물, 농장에서 나온 축산물, 공장에서 만들어낸 다양한 재료 등 누군가가 만들어 낸 재료를 가지고, 각종 요리도구를 이용해서 최적으로 조합해 맛있고 영양가 있게 완성해 내는 것이다. 요리사가 정확하게 알아야 할 것은, 어떤 재료가 얼마만큼 필요한지, 어떤 것이 신선하고 좋은 재료인지, 어떤 순서로 조합을 해야 할 지이다.

시각디자이너가 하는 일도 같은 맥락이다. 사진가가 찍은 사진, 일러스트레이터나 화가가 그린 그림, 서체디자이너나 칼리그라퍼가 만든 서체, 카피라이터가 만든 텍스트, 컬러 전문가가 만들어낸 색채 중에서 가장 적절한 것을 선택해 컴퓨터라는 도구를 이용하여 그 프로젝트에 가장 걸맞은 아름답고 효과적인 작업물을 완성시키는 것이다.

나는 내가 지금까지 공부하고 깨우치고 경험한 다양한 것들을 조합해, 사람들이 '인생'이라는 프로젝트를 수행하는데 있어 적절한 도움을 주는 사람으로서, 나를 포지셔닝했다. 그것이 내가 '라이프 디자이너(라디)'라는 필명을 지어 여기저기 글을 쓸 때 사용해온 이유다. 그러나 이것은 내가 남을 이끈다기보다는, 모두 각자의 인생 여정을 걷고 나도 내 인생 여정을 걷는 길에서, 길든 짧든 동행하고 힘을 주며 내가 먼저 경험한 것들을 공유하는 의미이다. 각자의 인생 여정에 대한 책임과 주도권은 철저하게 본인에게 있다. 남에게 맡기지도 주지도 말자. 내 인생의 주인은 바로 나 자신임을 절대 잊지 말자. 또한 내 마음의 주인도 나임을 잊지 말자.

2. 통증을 대하는 우리의 자세

나는 현재 통증약을 복용하지 않고 있으며, 일상생활에 큰 지장 없이 지내고 있다. 약(테그레톨)을 끊은 지는 이 글을 쓰는 현재 약 1년이 되어가고 있다. 그 전에는 하루 2알 정도를 먹으면서 어느 정도 유지는 해왔으나, 통증이 심해졌다가 나아지는 굴곡은 계속 겪으며 살고 있었다. 이렇게 되기까지 십몇 년이 걸렸다. 나는 그동안, 삼차신경통 환자들이 겪을 수 있는 거의 모든 증상과 상황을 겪었다. 내 증세는 삼차신경통 환자들의 증상이 총망라된 교과서 또는 종합선물세트 같았다. 초기 몇 년간 약을 안 먹겠다고 버틴 탓에, 생으로 통증을 견디는 것이 어떤 상태인지 내 몸으로 마루타 삼은 것이나 마찬가지였다. 또한 약을 먹을 때는 한계치 이상을 몸에 쏟아부은 적도 있고, 이제는 약을 끊는 것에 대한 경험도 생겼다.

물론 지금도 통증이 완전히 사라진 것은 아니다. 지금도 내 삼차신경들은 확실하게 자신의 존재를 나에게 어필한다. 신경이 있는 이상은 어쩔 수 없는 일이라고 받아들이고 있다.

나는 삼차신경통의 관리에 있어 완치를 목표로 하면 답이 안 나온다고 생각한다. 우리가 목표로 하는 것은, 고혈압을 관리하는 것처럼 우리의 통증도 '관리'를 할 수 있게 만드는 것이어야 한다고 믿는다. 나는 발병 초기 무통기 때마다, 그것이 제발 완치된 것이길, 다시는 통증이 돌아오지 않기를 기대하며 간절히 기도했다. 그러나 그것은 항상 희망고문으로 끝났고, 나의 기대를 산산조각 내버리는 통증기가 돌아올 때마다 더욱더 절망했다.

통증이 사라지기를 바라지 말고, 우선 이 통증이 왜 나에게 왔는지를 깨닫는 것이 우리가 이 '몹쓸 병'에 걸린 이유라고 생각한다. 그러한 과정을 거치면서 통증은 점차 나의 삶의 일부가 되고, 나와 동행하는, 까다롭지만 실은 나를 가장 염려하는 친구가 될 것이다. 내 인생의 달리기에서, 종착점에 도착할 때까지 내가 계속 보살피며 함께 데려가야 할 아이가 하나 있다고 생각하자.

이 아이는 나와 항상 함께 있으며, 아직도 문득 뜬금없이 내 얼굴을 팍! 하고 할퀼 때도 있다. 나약한 인간인 나는 그럴 때 움찔하며 순간적으로 위축되는 것은 어쩔 수 없다. 그러나 이 아이는 예전처럼 강력한 힘을 발휘하여 내 정신과 몸, 일상을 더는 지배하지 못한다. 예전에는 통증이 그렇게 크지 않더라도, 통증의 강약과 상관없이 통증 자체에 대한 공포가 나를 뒤덮었는데, 나는 더 이상 공포에 시달리지 않는다. 통증이 오면 오는 대로 나는 그것을 최대한 담담하게 바라보며, 화가 난 아이의 분노가 가라앉기를 기다린다. 물론 그냥 기다리기만 하는 것은 아니고, 그간 쌓아온 내 나름의 모든 노하우를 발휘해, 통증을 최대한 빨리 가라앉히려고 노력한다. 덕분에 나는 다시 내가 그토록 원하던, 밥 먹고, 양치·세수하고, 말하고, 입꼬리를 올려 웃는 일상을 하루하루 무사히 보내고 있으며, 이를 매우 감사하게 여긴다.

내가 중시하는 것은 통증의 유무(有無)가 아니라 강약(强弱)이다. 통증 강도 1~3 정도 사이면 일상생활에 큰 문제가 없다. 내가 목표로 하는 것은 이 정도에서 쭉 관리를 해나가는 것이다. 가끔 스트레스나 몸의 컨디션에 따라 4~5 정도의 통증이 온다 해도, 패닉에 빠지지 않고 다시 내 몸과 마음을 더 신경 써서 보살펴야 할 때로구나 하고 생각한다. 통증은 오르락내리락하는 것이니, 통증이 내려갔다고 또는 올라갔다고 일희일비하지 않았으면 한다.

이 아이(통증)를 미워해서는 안 된다. 그 미워하는 마음은 우리의 병을 더욱 기승부리게 할 뿐이다. 이 아이는 오히려 고마운 존재이다. 나를 죽이려고 하는 아이가 아니라, 나를 살리기 위해 (비록 내가 원하는 방식은 아니나) 애를 쓰고 있던 아이다. 나는 이 아이가 왜 그리도 나를 살리려고 했는지 알아줘야 할 의무가 있다. 이 아이를 위로하고 더 이상 그렇게 나를 위해 죽을 힘을 다하지 않아도 된다, 이제부터는 내가 너를 보호해주겠다고 말해줄 수 있어야 한다. 그리고 이 아이 덕분에 나는 내 몸과 마음을 위해 참으로 많은 노력을 하게 되었고, 많은 것을 깨닫게 되었다. 만일 이 아이가 없었다면, 나는 여전히 내 몸과 마음이 죽어가는 것도 모른 채 앞만 보고 낭떠러지를 향해 전속력으로 달리고 있었을지도 모른다.

그러니 앞으로는 이 아이가 화를 낼 때마다, 절망하거나 우울해하거나 불행해하지 말고, 감사하다고 말해보자. 나를 지켜줘서 고마워, 내가 앞으로 나에게 더 잘할게, 하고 말이다. 앞으로 나올 장에서 자세히 말하게 될 내용들을 기억하며, 나 스스로를 사랑하고 보살펴주는 것이 우리의 병을 관리하는 첫 단계이다. 내 경험으로도 쉬운 일은 아닌 것을 잘 안다. 그러나 첫술부터 배부를 수는 없는 법이다. 마음을 급히 먹을수록, 갈 길은 더 멀어진다. 우리 병은 평생에 걸친 장기 게임이 될 것이다. 조금씩 조금씩 전진하자.

인생은 원래 힘들고 어려운 것이다. 나는 삼차신경통이라는 병으로 인생의 고난을 만났지만, 다른 모든 사람들도 각자의 고난을 가지고 있다. 인생의 디폴트값이 고통의 바다(苦海)라는 것을 깨닫게 되면, 내 인생이 조금 덜 억울하게 생각된다. 그리고 우리가 할 일은, 그럼에도 불구하고 이 고통의 바다 위에 떠 있는 내 인생이란 배를 씩씩하게 운전해서, 내가 가야 할 곳으로 제대로 방향 잡고 나아가는 것이다. 그리고 그런 가운데에서도 감사함을 잃지 않는 것이 행복이다. 중간중간 내게 주어지는 즐거움과 기쁨, 사랑, 행복, 보람, 충만함은 고통의 바다에서 귀한 존재들이니, 나에게 왔을 때 그 순간순간을 온전히 누리며 감사할 필요가 있다. 이렇게 인생을 보는 각도를 달리하면, 내 인생도 함께 조금씩 성장할 것이라고 믿는다.

3. 병도 내가 만들었고, 운명도 내가 만든다

나는 내 삼차신경통이 심인성이라고 확실하게 믿는다. 즉, 병은 내가 만든 것이다. 물론 원해서 만든 것은 절대로 아니나, 나도 알 수 없는 내 내면의 무언가가 그렇게 만든 것이다. 그것이 무의식이 되었든, 내면의 격노가 되었든, 아이가 되었든, 나의 일부이다.

내가 심리학을 공부하면서 실감하게 된 것은, 무의식은 엄청난 힘을 가지고 있다는 점이다. 몸과 마음이 싸우는 일이 생기면, 마음이 백전백승이다. 그러나 몸과 마음이 따로 분리된 것이 아니므로, 몸과 마음은 서로에게 영향력을 행사하며 주고받는다. 내 병이 마음에서 시작이 되었다고 하더라도, 결국은 몸 자체에 영향을 준다. 몸 자체로 시작이 된 병도, 나중에는 정신에까지 영향을 미치는 것처럼. '건강한 몸에 건강한 정신이 깃들인다'는 표어는 진리이다. 그리고 그 역도 성립한다. 건강한 정신에 건강한 몸.

내가 발견한 것은 마음과 몸이 싸우면 마음이 항상 이기지만, 그럼에도 불구하고 몸을 잘 만들어놓으면 싸움이 좀 덜 일방적이라는 것이다. 몸이 꽤 맷집 있게 버텨준다. 그리고 그렇게 되면 통증이 꽤 관리할만한 수준이 된다. 이것이 내가 여러분께 강조하고 싶은 점이다. 통증이 너무 심하므로, 마음도 점점 약해지고 자꾸 위축되고 자포자기하게 되는 일도 있다. 그러나 그럴수록 어떻게든 허리를 펴고 일어나 움직이려고 노력하고, 도저히 먹을 수 없어도 죽기 살기로 어떻게든 조금이라도 내 몸 안에 영양분을 계속 넣어줘야 한다. 그리고 조금이라도 통증이 나아지는 때가 오면, 어떻게든 몸을 만들어야 한다.

삼차신경통은 정신력으로 이길 수 있는 수준의 병이 아니다. 무의식을 이길 수 있는 의지는 없다. 내가 우리의 병을 심인성이라고 했다고, 그럼 정신 똑바로 차리면, 마음만 강하게 먹으면 나을 수 있는 것이 아니냐고 누군가 묻는다면, 무식한 사람이라고 해줄 것이다.

그러나 몸과 마음은 유기적으로 연결되어 있으므로, 마음을 어떻게 해줘야 할지 모르겠는 상황에서는 몸부터 챙기자. 몸의 기력과 컨디션이 올라가면 통증은 확실히 누그러진다. 그러나 결국은 마음을 챙기지 않으면 안 된다는 것은 확실히 인지하고 게임을 진행해야 한다.

병을 내가 만들었다면, 그 병의 창조주인 내가 병을 고칠 수 있다는 것은 너무나 당연한 일이다. 우선 이 점을 명확하게 마음에 각인시키기 바란다. 다음 장에서 나는 우리의 병이 심인성이라고 생각하는 근거를 제시할 것이다. 만일 그것을 어느 정도라도 인정하는 분은, 다시 이 페이지로 돌아와 스스로에게 선언하기 바란다.

선언문

- 나의 통증은 심인성이다.
- 나는 내 병이 마음으로부터 나온 것임을 인정한다.
- 내 몸은 문제가 없다. 그러므로 두려워하지도, 움츠러들지도 않을 것이다.
- 나는 내 통증이 억압된 감정에서 비롯된 것이며,
- 통증은 뇌가 억압된 감정이 분출되는 것을 막기 위한 작전이라는 것을 안다.
- 통증이 올라올 때면 나는 그것을 신체적이 아닌 심리적 문제로서 바라볼 것이다.
- 통증 자체가 아닌, 그 통증을 올려보낸 심리적 이유를 바라볼 것이다.
- 나는 내 병이 내 삶을 좌지우지하게 만들지 않을 것이다.
- 내가 내 마음의 주인이다.

이 선언문을 여기저기 보이는 곳에 붙여놓고, 시시때때로 자신의 마음(뇌)에게 선언을 하기를 권한다. 그리고 통증이 올라올 때마다, 선언한 대로 통증에 집중하지 말고, 그 통증이 왜 올라왔을지 내 마음을 바라본다. 물론 대부분 떠오르는 것은 없다. 그러나 이러한 시도를 하는 것 자체가, 우리의 뇌에게 '우리의 주의를 돌리려고 통증을 올려봤자 소용이 없다'는 메시지를 보내는 것이다.

우리 삼차신경통 환자들의 통증 부위는 마음(뇌)과 신체의 끊임없는 격전지(battle filed)라고 비유하면 적절할 듯하다. 나도 아직 내 전쟁은 완결되지 않았고, 조급하게 끝낼 생각은 하지도 않는다. 나는 조급함이 가장 큰 적이라는 교훈은 차고도 넘치도록 배웠다. 그리고 15년간 병과 함께 살아오면서, 가장 는 것은 인내심이다. 내가 건강이 많이 나아지긴 했지만, 아직도 갈 길은 멀다. 내 병이 드라마틱하게 갑자기 나아진 것도 아니다. 마치 시곗바늘이 가는지 안 가는지도 알 수 없을 정도로 천천히 움직이지만, 지나보면 확실하게 시간이 흐른 것과 같다. 죽음의 터널을 통과하는 듯한 세월을 지나오면서, 어느새 돌아보니 이 정도로 그나마 견딜만하게 호전되어 있었다.

여러분도 혹시 이 책에 쓰인 것들을 시도해보다가, 에잇, 나에겐 안 맞네! 하고 너무 성급한 결론을 내리지 말았으면 한다. 물론 개인마다 다른 원인과 이유와 상황과 특징이 있을 것이므로 모든 것을 일반화할 수도 없고, 모두에게 맞으리라 생각도 하지 않는다. 그러나 이곳에 내가 정리한 것은, 내가 익힌 지식과 경험 중에서 대다수 환자에게 적용이 가능할 만한 내용을 추린 것이다. 그러니 여러분도 그중에서 본인에게 맞을만하다고 생각되는 것들은 다시 잘 추려서, 인내심을 가지고 뚝심 있게 시도를 해보면 좋겠다.

내가 인생의 금과옥조로 생각하는 사자성어가 몇 개 있는데, 그중 하나가 '새옹지마'이다. 나는 이제 반백 살이 넘는 나이가 되면서, 인생에서 일어나는 수많은 일에 지나치게 일희일비할 필요가 없다는 것을 깨닫게 되었다. 좋은 일인 줄 알았는데 재앙이 되는 경우도 많고, 재앙인 줄 알았는데 그것이 전화위복이 되어 도리어 좋은 일이 되는 경우도 수도 없이 겪었다. 여러분도, 여러분 주위에서도 그러한 일은 비일비재했을 것이다.

그런 것이 인생이다. 나는 내가 병에 걸린 것도 모자라 생지옥 그 자체인 호텔 일까지 겹치자, 내 인생은 끝났다고 생각했다. 그토록 힘들게 쌓아온 스펙은 무용지물이 되고, 마지막 천직이라고 생각했던 교수까지 그만두게 되자, 나는 '내 인생을 말아먹었다'라는 표현을 자주 입 밖에 냈다.

그러나 그러한 어두움 가운데에서도, 항상 마음 안에 가지고 있던 어떤 믿음이 하나 있었다. 올라가면 떨어지고, 떨어지다 보면 또 올라가는 것이 인생이라는 것이다. 새옹지마의 경험을 여러 번 겪으면서, 눈앞에서 벌어지는 것이 전부가 아님을 깨달았다.

가장 중요한 것은 선함과 진실함을 잃지 않는 것이다. 나는 무엇을 하든, '선한 끝은 있다'는 것을 확신한다. 물론 이 세상은 완벽한 곳이 아니라, 어떤 때는 악인이 승승장구하고, 어떤 때는 선한 사람들이 나

락으로 떨어진다. 그러나 영성에 대해 눈을 뜰수록, 단기적으로는 불공평해 보일지라도, 인생 전체, 그리고 영혼의 차원에서 본다면 단 한 치의 오차나 무임승차는 없음을 알게 된다. 그리고 눈앞에서 벌어지는 온갖 일들이 당장은 권선징악에 위배되는 억울한 일로 보일지라도, 결국은 어떤 사람이든 '자신이 뿌린 대로 거둔다'라는 섭리에서 벗어날 수 없음을 알게 된다.

비록 우리가 선하게 살려고 하다가 이런 병에 걸린 면이 있긴 하지만, 선(善)은 '절대진리'이므로 선함을 포기해서는 안 된다. 문제가 되는 것은 남의 눈을 의식하는 선함이다. 남에게 선해지려다 정작 나 자신에게는 불친절하거나 악한 짓을 하니, 나도 모르는 무의식 속에 분노가 쌓이는 것이다.

우리 환자들 중에는 지금까지 자신을 뒷전으로 하는 삶을 살아온 사람이 많을 것으로 추측한다. 또한 나처럼 인생에서 도전과 성취, 성공 등 좀 더 완벽해지려는 것에, 그리고 남에게 인정받는 것에 온 에너지를 쏟다, 정작 자신의 내면이 진정으로 무엇을 원하는지에는 무관심했던 사람도 많을 것이다. 이것은 모두 '진짜 나'에게는 못 할 짓이었다. 이제부터 해야 할 일은 내 마음을 들여다보고, 진짜 내가 누구인지, 무엇을 원하는지, 어떻게 살아야 할지, 내 병이 나에게 주는 의미는 무엇일지를 생각해보는 것이다.

나는 인생의 배의 키를 놓치고, 내 의지와는 상관없이 배가 이끄는 대로 흘러오다 보니 지금 여기에 서 있게 되었다. 이제 나는 다시 배의 키를 잡을 준비가 되었고, 새로운 출항을 막 시작한 느낌이다. 지금 이 책을 읽는 독자들도 각양각색의 배에서 다양한 형태로 인생 항로를 달리고 있을 것이다. 이제부터는 남들이 어떻든, 나만의 속도와 가치로 인생이라는 배를 운항하자. 내 삶은 그 누구도 책임져주지 않는다. 그 인생 항로를 결정하는 것은 바로 나 자신임을 명심하자.

4. 나는 날마다 모든 면에서 더 좋아지고 있다

　내가 삼차신경통이란 것을 처음 알았을 무렵, 나는 피트니스 센터에서 주기적으로 퍼스널 트레이닝(PT)을 받고 있었다. 트레이너가 그에게 PT를 받는 사람들을 데리고 수영장에 몇 번 간 적이 있는데, 그 중에 신경과 의사가 한 명 있었다. 당시 삼차신경통 진단을 받은 직후라 병에 대한 지식이 별로 없을 때였다. 그 의사에게 내 병을 얘기했더니 조금 난감한 표정을 지었다. 나는 그에게 "이 병 나을 수 있는 거죠?"하고 간절한 마음을 담아 몇 번이고 물었으나, 그는 끝내 그에 대해서는 답을 하지 않았다.

　병이 계속 진행되고, 삼차신경통에 대해 알아갈수록 왜 그가 겉치레로라도 괜찮을 거다, 나을 거다, 라는 위로를 해주지 않았는지 이유를 확실히 알게 되었다. 지옥의 문턱을 왔다 갔다 하는 통증을 직접 겪고, 내가 할 수 있는 모든 것을 동원해 공부하고, 연구하고, 내 몸을 기니피그 삼아 온갖 것을 시험하고, 삼차신경통 카페를 운영하며 수많은 환자의 얘기를 경청하고 관찰했다.

　아마도 삼차신경통에 관해서는 웬만한 일반의보다 더 다양한 지식과 경험을 가지고 있지 않을까 하는 생각도 해본다. 신경과 전문의들이 물론 나보다 훨씬 깊은 의학적 전문지식과 경험이 있을 것은 당연하다. 그러나 나처럼 오직 삼차신경통만을 연구하지는 않았을 것이고, 나처럼 다양한 방향에서 직접 경험을 해가며 삼차신경통에 대한 접근법을 취하지는 않았을 것 아닌가.

　물론 나도 아직도 갈 길은 멀고, 많이 알면 알수록 이 세상에는 내가 모르는 것이 더 많다는 것을 깨닫게 해줄 뿐이다. 내가 삼차신경통에 대해 확실하게 말할 수 있는 것은, 완치에 대한 희망고문은 하지 말되, 희망을 품는 것은 멈추지 말라는 것이다. 내가 과거에 했던 것처럼 '이 병 가지고는 죽어도 못 살겠다, 빨리 고쳐야 한다'는 조급함을 가지면 당신의 모든 시도는 희망고문으로 끝날 확률이 매우 높다. 반대로 '이 병은 내가 평생 보살펴야 할 친구이니 천천히 함께 가자'라고 생각한다면, 긍정적 효과를 낼 수 있을 거라고 생각한다.

19세기 심리치료사 에밀 쿠에의 <자기암시>는 지금까지도 읽히고 있는 고전으로, "나는 날마다, 모든 면에서, 점점 더 좋아지고 있다(Day by day, in every way, I'm getting better and better)"라는 문구로 대표되는 책이다. 그는 이 말을 하루에 스무 번씩 되풀이하면, 인생의 성공과 건강, 행복 등 모든 것을 성취할 수 있다고 주장한다. 나는 이 말이, 앞으로 뭐뭐 할 것이다, 어떻게 되고(하고) 싶다 등의 미래형이 아닌, 포괄적 현재진행형 문장인 것이 참으로 좋다고 생각한다.

이런 마인드로 가자. 내 병은 조금씩, 눈에 띄지는 않지만, 확실히 점점 좋아진다고 믿고, 여유로운 희망을 품자. 그리고 밑져야 본전이라 생각하고, 오늘부터 매일 나에게 말해주자, 나는 날마다, 모든 면에서, 점점 더 좋아지고 있다고.

나는 삼차신경통에 완치의 개념은 없다고 생각한다고 말했지만, 그렇다고 완치의 가능성이 없다고 한 것은 아니다. 섣불리 완치판정을 하는 것에 대해서는 회의적이지만, 만일 통증이 사라졌는데 그것이 죽을 때까지 유지된다면 그것은 완치 맞다. 나는 그러한 가능성은 포기하지 않는다.

우리는 엄청난 무의식의 힘을 잘 이해해야 한다. 물리적 요인 없이 무의식이 사람을 살리고 죽이는 이야기는 심심치 않게 회자한다. 그중 가장 유명한 얘기는 '냉동실에 갇힌 사람의 죽음'일 것이다. 진위는 확인 불가능하나, 어떤 사람이 냉동실 문이 잠기는 바람에 안에 갇혔는데, 아침에 얼어 죽은 채로 발견되었다. 그러나 실은 그 냉동실은 전원이 들어가지 않은 상태였다는 내용이다. 이 사람은 냉동실이 잠겼고, 자신은 얼어 죽을 것이라는 너무나 강한 '생각'에 죽은 것이다.

빅터 프랭클의 <죽음의 수용소에서>라는 책에도 이러한 사례가 나온다. 심리학자인 프랭클이, 유태인으로서 나치 수용소에 수용되어 직접 체험한 내용을 회고록의 형태로 쓴 책이다. 그가 생생하게 묘사하는 육체적·정신적으로 한계를 알 수 없는 극악한 환경을 보면서, 그에 비교하면 내 처지는 얼마나 감사한지 생각지 않을 수가 없었다. 또한 죽음과 생의 차이가 종이 한 장보다도 얇은 그 상황 안에서도 끝까지 인간애를 잃지 않으려고 노력하는 사람들의 이야기를 읽으면서, 인생의 의미를 계속 곱씹어보곤 했다. 나는 통증이 심할 때는 이 책을 꺼내 읽으며, 위로를 얻곤 했다. 동생이 지나가다 내가 이 책을 읽고 있는 게 보이면 "언니, 또 아프구나"하고 말할 정도였다.

그 당시 나치 수용소에 갇힌 유태인 수용자들의 삶은 처절하다는 표현도 모자랄 지경이며, 사는 사람보다 죽어 나가는 사람이 훨씬 더 많았다. 어느 날 프랭클에게 한 수감자가 말하길, 꿈에서 어떤 목소리가 알고 싶은 것을 말하면 다 대답을 해주겠다고 했단다. F라는 이 사람은 언제 수용소에서 해방될지, 그들의 고통이 언제 끝날 것인지 물었다. 그리고 그 꿈속의 목소리는 '3월 30일'이라고 알려주었다고 한다. 그는 희망에 차 있었고, 꿈속의 목소리가 맞을 거라고 확신했다. 그러나 그 약속한 날이 다가와도 그들이 자유의 몸이 될 가능성은 없어 보였다. 3월 29일에 F는 갑자기 아프기 시작했고, 30일에 의식을 잃었으며, 31일에 세상을 떠났다. 사망의 직접 원인은 발진티푸스였다고 한다. 절망이 멀쩡한 사람의 면역력을 죽음에 이를 정도로 떨어뜨린 것이다.

이러한 예는 매우 많다. 위 사례와 반대로 O. 헨리의 단편소설 <마지막 잎새>는 희망이 죽을 환자를 살린 예이다. 어찌 보면 우리의 병이 무의식에서 비롯된 심인성 증상임이 확실하다면, 이것은 오히려 굿 뉴스일 수도 있다. 우리가 가야 할 방향성이 확실해지지 않는가.

물론 심인성 증상은 부러지고, 다치고, 암세포가 생기는 등(사실 나는 암도 심인성일 확률이 높다고 보는 사람이긴 하지만)의 눈에 보이는 증상보다, 눈에 보이지 않는 것을 상대하는 것이므로 조금 더 난해할 수도 있다. 그러나 한편으로는 훨씬 단순명쾌할 수도 있다. 우리가 어떻게 받아들이냐에 따라 다르다고 본다.

기도로 병을 고치는 사례는 너무나 많다. 나는 기도가 신에게 드리는 것만이 아니라, 나 자신에게 보내는 메시지라고 생각한다. 믿음은 최고의 명약이자 만병통치약이다. 나는 기독교인이긴 하지만, 내가 말하는 기도는 특정 종교에 국한된 협의의 의미가 아니다. 신앙이 있든 아니든, 모든 사람은 기도하는 생활을 해야 한다고 생각한다.

내가 싫어하는 것 중 하나가 기도할 때 신에게 항상 뭔가를 달라고 하며 "… 해주세요, 해주세요" 하며 비는 기복신앙이다. 나도 옛날엔 그러고 기도했다. 그러나 기도는 그런 것이 아니다. 그리고 무의식의 관점에서 봤을 때도 그렇게 미래형으로 기도하는 것은, 내가 현재 그렇지 못하다는 것을 계속 뇌에게 확인시켜 주는 것일 뿐이다.

기도는 내가 원하는 것이 이미 이루어져 있다는 것을 믿으며, 그것에 대해 감사하는 것이어야 한다. "내 통증 좀 없애주세요"가 아니라 "내 건강이 점점 나아지고 있음에 감사합니다"라고 해보자. 이것이 바로 예전에 한참 유행하던 <시크릿>이다. 유행이 되는 바람에 오히려 빛이 바래긴 했지만, 이러한 것이 바로 뇌에, 나의 무의식에 메시지를 전달하는 방법이다.

아닌 게 아니라, 삼차신경통이 물론 어떤 때는 삶을 놓고 싶을 정도로 고통스러운 병이지만, 한편으로 이 병이 없었다면 평범한 일상이 얼마나 행복한 것인지 아마 모르고 살았을 것이다. 밥 먹고 세수하고 양치하고 말하고 웃을 수 있다는 것이 얼마나 감사한 일인지 우리가 깨달을 수 있었겠는가. 공기나 물처럼 당연하게 여기던 것이 얼마나 감사한 것인지를 깨달을 기회는 아무나 가질 수 있는 것은 아니다. 그러니 우리가 아직도 가지고 있는 것들에 감사부터 하자.

통증이 나아졌을 때, 얼마나 감사한지 여러분도 다들 실감했을 것이다. 나는 지금도 거울을 보며 입꼬리를 한껏 올려 웃을 수 있는 것을 신기해하며 기뻐한다. 햄버거를 한 입 크게 베어 물 때면, 뭐 하나 먹으려면 갈가리 해체를 해서 입 한쪽으로 간신히 밀어 넣던 예전과 비교하여 행복할 뿐이다. 통증이 전혀 없는 것은 아니지만, 이 정도만도 감사하기 그지없다.

삼차신경통은 나을 수 있다. 기적은 3개월 시한부 환자도 낫게 한다. 삼차신경통이 아무리 난해하고 힘든 병이라고 할지라도, 인간의 몸과 정신은 불가사의한 것이라 어떤 병이든 나을 수 있는 가능성은 항시 존재한다. 믿음과 희망은 죽을 사람도 살리는데, 하물며 우리 병을 고치지 못하겠는가. 그러나 낫는다면 낫는 대로, 낫지 않는다면 낫지 않는 대로, 반드시 그 의미와 하늘의 뜻이 있을 것이다. 우리가 할 일은 그 의미를 찾는 것이다.

삼차신경통을 죽여버려야 할 적으로 미워하지 말고, 나를 살리려고, 내 인생을 돌아보라고 일깨우러 와준 고마운 나의 아이로 여기고 동행하기로 하자. 삼차신경통이라는 병이 우리에게 주고자 한 교훈과 삶의 의미, 그리고 목적을 깨달을 수 있게, 이 기회를 헛되이 하지 말자. 그리고 나머지 인생을 중심 잘 잡고 한발 한발 나아가자.

이제부터 구체적으로 삼차신경통이 우리 몸과 마음, 환경을 어떻게 지배하는지 살펴보고, 그것을 뒤집어 우리가 우리 몸과 마음, 환경의 주인이 되어 삼차신경통과 함께 살아갈 수 있는 방법을, 차근차근 설명해 보고자 한다.

Q&A 통증과 약/음식

▷통증이 잘 안잡히는데, 약을 계속 늘려도 되나요?

내 경험상 약을 늘린다고 통증이 더 잘 잡히는 것은 아니다. 약은 대개 내성이 생기므로, 먹으면 먹을수록 효과는 떨어지게 마련. 결국은 복용량을 점점 늘리게 되지만, 이것은 가장 좋지 않은 방법이라고 생각된다. 약을 한도 끝도 없이 늘릴 수가 없기 때문이다. 오히려 덜 먹을수록 약의 효과를 잘 볼 수 있다는 역설적인 결론이 나온다.

나는 현재 약을 완전히 끊었지만, 가끔 이런저런 이유로 통증이 좀 강하게 온다 싶으면 약을 한 알 먹어준다. 이런 경우, 효과가 매우 확실하다. 몸에 내성이 없어, 약발이 잘 듣는 것이 아닌가 싶다. 그리고 약을 안정적으로 확보하고 있다는 것이, 심리적으로도 일단 쓸 일은 없지만 혹시 몰라 보험에 들어놓은 것 같은 안정감을 준다.

통증이 매우 심한 경우, 심리적 원인일 확률이 높으므로, 그런 상태에서 약을 늘려봤자 큰 효과를 보지 못할 가능성이 높다. 실제로 삼차신경통 카페에서는 중증도 이상의 통증기가 왔을 때, 약을 아무리 늘려도 전혀 차도가 없다고 하소연하는 글이 많이 올라온다. 이럴 때 통증에만 집중하고 약에 의존하기보다는, 조금 더 마음으로 관심을 돌리는 것은 어떨까 싶다. 너무 심한 통증을 억지로 참는 것은 권하지는 않지만, 조금의 통증도 못 견뎌하며 약에만 의존하는 것 또한 피해야 할 일이다. 우리는 인내심이 필요하다. 그러다 보면, 본인의 통증의 강도에 따른 나름의 대응이나 대처법도 몸에 익히게 될 것이다.

▷통증이 없으면 약을 끊어도 되나요?

의학에서는 절대로 통증약을 한 번에 끊지 말라고 경고한다. 그리고 많은 환자가 통증이 괜찮길래 약을 끊었더니, 곧 원래 아팠던 것보다 더 심한 통증이 왔다고, 절대 약을 함부로 끊지 말라는 말을 한다.

나는 이것에 대해서 반은 찬성이고, 반은 반대다. 우선 내 몸의 상태가 좋아진다고 하더라도 즉시 끊지 않고 매우 천천히 줄이는 것에 대해서는 찬성이다. 약을 많이 먹던 상태에서 약을 조금씩 줄이는 것은 아주 어렵지는 않으므로, 약을 늘릴 때보다 몇 배 느린 속도로 천천히 약을 줄이면 된다.

그러나 약을 끊는 것에 두려움이 있다면 좀 다른 각도에서 생각을 해봐야 한다. 문제는 약을 줄이거나 끊는 것에 대한 '공포'다. 환자들이 약을 끊었을 때, 즉각적 또는 얼마 안 있어 통증이 크게 올라오는 것은 아무래도 물리적 문제가 아닌 심리적 문제가 아닐까 생각한다. 즉 약을 끊은 것 때문이 아니라, 약을 끊은 것에 대한 의식적이든 무의식적이든 공포가 통증을 올려보내는 것이 아닐까 의심해 보자는 것이다. 초기환자라 약에 대한 심적 의존도가 상대적으로 낮은 경우라도, 무의식적 레벨에서는 마찬가지일 수 있다.

나 또한 약을 먹지 않는 것에 대한 공포가 컸다. 그래서 몸 상태가 괜찮아진 후에도, 하루 2알을 반 알로 줄이는데 한 달이 훨씬 넘는 기간이 걸렸다. 보름에 반 알씩 줄여갔다. 그러나 마지막 반 알을 끊는 데는 상당한 용기가 필요했다. 그런데 어느 순간 그 반 알 먹으나 안 먹으나 똑같다는 생각이 들면서, 공포가 전혀 들지 않게 되었을 때 무리 없이 자연스럽게 약을 중지하였고, 아무 문제도 나타나지 않았다.

약을 끊는 때는 몸을 볼 것이 아니라, 마음을 보면서 줄이고 끊기를 권한다. 만일 통증이 줄었는데도 약을 줄이는 것이 겁이 나고 무섭다면, 아직 약을 줄일 때가 아니라고 생각하면 판단하기 쉬울 것이다. 그러나 반 알 정도 줄이는 데, 큰 부담을 느끼지 않는다면 반 알 줄이기부터 시작하자. 그렇게 가다가 약을 끊는데 전혀 공포가 생기지 않는다면 그때는 끊어도 된다. 통증약은 치료약이 아니므로, 나의 결론은 안 먹을 수 있다면 최대한 줄이고, 끊는 것이 좋다고 생각한다.

▷통증기에 술이나 커피 마셔도 되나요?

술은 교감신경을 올리는 역할을 한다. 술에 취하면 느슨해져 부교감신경이 올라갈 것 같지만, 그것은 착각에 가깝다고 본다. 통증기에는 술은 마시지 않는 것이 좋다. 꼭 마셔야 한다면 본인의 컨디션을 잘 봐가면서 조금만 마시자. 자제력도 우리 삼차신경통 환자들이 가져야 할 중요한 덕목 중 하나다.

커피나 차에 있는 카페인 역시 교감신경을 올리는 역할을 한다. 통증이 있을 때는, 커피나 차 역시 자제하는 것이 좋다. 특히 카페인 성분은 몸 안의 수분을 뺏어가는 역할을 하므로 이 점에서도 악영향을 미친다. 커피를 좋아하는 사람들은 참기 어려울지 모르겠지만, 통증이 있는데도 굳이 커피를 마셔야 할 이유는 찾지 못하겠다. 아픈데도 기어이 먹어야 할 정도라면 중독 아닐까? 나도 커피를 좋아하긴 하지만, 커피 한잔이 주는 기쁨은 통증이 나아졌을 때 만끽해도 된다고 생각한다.

▷비타민이 도움이 되나요?

삼차신경통 카페에서는 많은 사람들이 이런저런 비타민을 먹고 통증이 나아지는 경험을 했다고 말한다. 나는 아직 이것이 정말로 특정 비타민 덕분인지 심리적 이유(플라시보 효과) 때문인지는 모르겠다. 단지 기능의학에서 검사를 할 때마다 수많은 종류의 비타민과 미네랄 결핍 또는 부족 증세가 나오는 결과를 경험했다. 즉, 현대인의 생활에서는 비타민이 부족할 확률이 매우 높다는 것이다.

그래서 일단 특정 비타민만을 먹기 이전에, 질 좋은 종합비타민을 섭취하기를 추천한다. 종합비타민으로 기본을 깔아놓고 나서, 추가로 더 필요하다고 느껴지는 비타민과 미네랄을 섭취하면 좋겠다. 딱 잘라 이것이 가장 좋다고 말하기는 어려운 것이 비타민의 세계다. 가장 좋은 방법은 정확한 검사를 통해, 본인에게 부족한 것이 무엇인지 확인하는 것이지만, 그것이 어렵다면 비타민 B군, C, D는 추가로 섭취하는 게 도움이 될 확률이 높다고 본다.

제2부

삼차신경통에 사로잡힌
몸/ 마음/ 환경

4장

삼차신경통에 고통받는 몸

1. 머리, 어깨, 그리고 목

어머니가 췌장암으로 돌아가시고 회사 사무실에 화재가 나는 사건을 동시에 겪으면서, 나는 스트레스의 원자폭탄을 맞은듯한 상태가 되었다. 어머니가 돌아가시기 얼마 전, 위독해진 어머니를 돌보기 위해 나는 사무실을 직원에게 맡기고 미국으로 돌아갔다. 회사 일이 바빠서 반은 혼수상태에 있는 어머니 옆에서도 제대로 돌보지도 못하고 끝없이 컴퓨터를 붙잡고 일을 하고 있어야 했다.

그러던 어느 날, 한국에서 전화가 왔다. 직원이었다. 놀라지 말라며 운을 떼더니, 사무실에 불이 났다는 청천벽력과 같은 소리를 했다. 나는 급히 비행기를 예약하고 즉시 한국으로 돌아왔다. 사무실에 가니, 마치 전쟁 폐허를 보는 것과 같았다. 직원의 부주의로 불이 난 것이었으나, 태도는 뻔뻔스럽기 그지없었다.

내가 한국에 있지도 않은 상황이었으나, 내 회사에 일어난 일이므로 모든 것은 대표인 내가 책임지고 뒷감당과 처리를 해야 했다. 모든 재산상의 손해도 오롯이 내가 감당할 문제였다. 그나마 내 사무실만 타고, 건물 전체로 번지지 않은 것만이 불행 중 다행이었다. 화재사건은 형사사건이라고, 형사가 왔다 갔다 하고 나는 경찰서를 쫓아다녀야 했다. 그런데 또 그 와중에 미국에서 전화가 왔다. 어머니가 정말로 임종을 앞두고 계신듯하니, 빨리 돌아오라고 했다. 나는 제정신으로 있기가 어려울 정도였다. 다시 급하게 비행기 표를 그다음 날로 예약을 하고 미국으로 돌아갈 준비를 했다. 그런데 밤에 전화가 왔다. 어머니가 돌아가셨다는 것이다. 나는 그대로 몸이 딱딱하게 굳어진 채, 쓰러졌다.

미국에 간 이후의 일은 명확하게 기억해내기가 어렵다. 너무 정신이 없던 상태였고 내 발걸음 하나하나에 무슨 마라도 낀 듯, 크고 작은 안 좋은 일들이 계속 나를 기다리고 있었다. 우연이라면 이럴 수는 없었다. 마치 누군가가 일부러 모든 타이밍을 교묘하게 맞춰놓은 것처럼, 악재의 연속이었다. 집안의 대들보였던 어머니가 사라지자, 남은 가족은 엉망진창이 되어 갔다. 나는 마치 혼이 나간 사람처럼 흐늘거리다, 어머니의 장례를 치르자마자 다시 회사에 벌어진 일들을 마무리하지 않으면 안 되었기에 한국으로 돌아와야 했다.

한국에 와서 낮에는 마치 기계인형이라도 된 것처럼 일했다. 그 와중에 뻔뻔하고 악한 직원의 태도는 모든 사람이 혀를 내두를 정도였고, 사람에게 이 정도로 데어본 적이 없었던 나는 거의 노이로제에 걸릴 지경이 되었다. 밤에는 텅 빈 집으로 돌아와, 통곡하며 엄마를 부르며 밤을 지새웠다. 잠을 잘 수도 없는 지경이었다. 나는 그 어떠한 힘든 일이 있더라도 어머니만 있다면 견딜 수 있다고 생각했으나, 가장 어머니가 필요한 때에 어머니가 이 세상에 없었다. 이것은 꿈이어야 했다. 현실에서는 안되었다. 도저히 믿고 싶지도 않았지만, 그런 상태로 계속 시간은 흘러갔다.

이런 일련의 시간이 지나면서, 나에게 변화가 생겼다. 무쇠도 소화할 수 있을듯하던 나의 위장에 우선 문제가 생겼다. 그리고 온몸에서 긴장을 풀 수가 없었다. 하도 몸에 힘이 들어가 어깨가 항상 위로 치켜올려져 있었다. 어깨가 견딜 수 없을만큼 아파져서야 어깨가 올라간 것을 깨닫고 어깨를 내리는 것이 일상적인 일이 되었다. 주먹도 나도 모르게 항상 꽉 쥐고 있어, 의식적으로 주먹을 풀곤 했다. 잘 때도 이를 어찌나 꽉 물고 있는지, 아침에 일어날 때 릴렉스한 상태에서 일어나는 것이 아니라, 이를 악물고 있는 채로 깨어나서야 악문 이를 풀곤 했다. 잠자는 내내 이를 악물고 있었으니 턱관절이 얼얼할 때도 많았다.

이렇게 몸의 긴장이 계속되었는데, 도대체가 몸에서 힘이 빠지지를 않았다. 항상 어깨가 아프고 목이 굳어 있었다. 나중에 삼차신경통이 발병하고 나서는 목은 거의 콘크리트로 만들어진 것 같은 느낌이었다. 비유가 아니라, 완전히 목이 판자대기 그 자체였다. 통증이 심할 때는 아예 고개를 움직일 수도 없었다. 목을 좀 풀어보려고 목을 살살 돌려보면, 와그작 와그작하고 뭔가를 때려 부수는 듯한 엄청난 소리가 났다.

아마도 이러한 긴장이 뇌로 가는 신경에 영향을 미쳤을거라는 당연한 추론이 생겼다. 이렇게 긴장되고 뻣뻣한 상태에서 머리로 가는 혈액과 림프가 순환이 잘 되었을 리가 없지 않은가. 다른 삼차신경통 환자들의 얘기를 들어봐도, 어깨와 목에 문제가 있는 사람들이 대부분이다.

2. 면역과 자율신경

내가 처음으로 면역과 삼차신경통과의 관계성을 생각하게 된 것은, 내가 가장 아팠던 시기 중 하나인 2012년경이다. 내가 박사 논문 막바지 준비를 하고 있을 때라 연도가 정확히 기억이 난다. 이때 새로운 증세가 하나 나오기 시작했는데, 구순(입술) 포진이었다. 입술 라인을 따라 쫙~하고 수포가 올라오며 진물이 나는데, 쓰라리고 아픈데다, 입술이 그렇게 되니 엄청나게 신경 거슬리는 일이기도 했다. 신경 거슬리는 정도가 아니라 미칠 것 같았다. 이때가 극통기 내지는 중증 통증기였는데, 통증과 입술 포진이 정확하게 비례했다. 즉 통증이 심해지면 포진도 심해지고, 통증이 좀 나아지면 포진도 좀 나아졌다.

구순포진에 대해 좀 알아보니, 피곤하여 면역력이 떨어질 때 나타나는 증세라고 했다. 그 전에는 삼차신경통에 대해 신경계에만 집중하여 생각했었는데, 나는 삼차신경통이 면역과도 관계가 있다는 생각을 하게 되었다. 그리고 이 생각은 이후 나의 몸을 계속 관찰하면서 강화되고 확신하게 되었다. 삼차신경통 카페를 보면, 다른 환자들도 면역력이 떨어질 때 통증이 더 심해진다는 것을 통증력(?)이 쌓이면서 느끼게 되는 듯하다.

이에 더해 바이러스와의 관계도 생각하지 않을 수 없다. 포진과 관련 있는 헤르페스 바이러스는 신경절에 잠복해 있다가 면역력이 떨어지면 재발한다고 알려져 있다. 우리의 면역력과 통증의 관련성이 주목되는 지점이다. 바이러스성 질병인 대상포진 후 삼차신경통이 온 환자도 꽤 된다. 바이러스는 사람의 면역력이 떨어진 상태에서 특히 기승을 부린다는 것은 모두가 아는 사실이다.

나는 구강 내 바이러스의 문제에 대해서도 계속 생각을 해봤다. 나는 통증이 심해질 때의 특징 중 하나가 입술에 흰 선이 생기는 것이다. 세수하거나 양치하는 등으로 입술이 물에 묻어 살짝 붙고 나면 그 하얀 선이 매우 선명해졌다. 한번은 그 선을 수건으로 쓸어내 봤더니, 마치 입술에 뭔가를 묻힌 것이 닦이는 것처럼 그대로 묻어나왔다. 통증이 진짜 심할 때는 하얀 신경줄 같은 것이 뺨 안쪽으로 쫙 생긴다. 그것도 입술의 흰 선과 마찬가지로 긁으면 묻어난다. 이 증세도 내 통증과 비례를 하는 경향이 있다. 나와 같은 증세가 있다고 하는 삼차신경통 환자도 본적 있다.

요즘은 내가 통증이 어느 정도 관리가 되고 있기도 하여 덜해지긴 했다. 그러나 진짜로 이 증상이 나아진 것은, 내가 구강 내의 세균이나 바이러스가 혹시 영향을 미치는 것은 아닌가 싶어 천일염으로 소금물을 만들어놓고 아침저녁으로, 잠에서 깨자마자 그리고 잠자리에 들기 전에 소금물 가글을 하기 시작한 다음이다.

면역과 떼려야 뗄 수 없는 관계에 있는 것이 자율신경의 상태이다. 자율신경은 우리몸을 무의식적으로 관장하는 각 기관을 움직이는 중요한 기능을 한다. 자율신경은 교감신경과 부교감신경으로 이루어져 있다. 교감신경은 긴급사태에 대응할 수 있도록 에너지를 끌어올리고 몸을 긴장시킨다. 부교감신경은 신체 에너지를 절약하게 하고 몸을 이완시킨다. 이 정도는 모두가 아는 사실이지만, 이것이 우리 삼차신경통 환자들이 알아야 할 가장 중요한 '핵심' 중 하나이다.

그냥 거칠게 표현한다면, '삼차신경통은 교감신경'이다. 교감신경과 삼차신경통은 함께 움직인다. 교감신경이 올라가면 삼차신경통의 통증도 올라간다. 먼저 나의 경험에서 말한 것처럼, 어머니가 돌아가던 당시 이래로 나의 몸은 끝없는 긴장 상태, 즉 교감신경 우위의 상태에서 벗어나지를 못했다. 몸의 밸런스가 맞으려면, 교감신경과 부교감신경이 적절히 왔다 갔다 해야 한다. 생존을 위해서는 교감신경이 전투 태세를 하고 싸워 이겨야 한다. 그러나 전투가 끝나면 부교감신경이 나서서 몸을 편안히 쉬게 해줘야 한다.

그러나 나는 전투도 없는데, 끝도 없이 전투태세의 긴장 상태로 몇 년을 계속 지내왔다. 결국, 한 의사의 표현대로 조이기만 하던 내 인생은 나사가 끝내 풀어지지 못하는 고장 난 상태가 되어버린 것이고, 그것이 삼차신경통의 형태로 나타난 것이라고 확신한다. 그래서 스트레스로 교감신경이 활성화되면, 한번 발발한 신경의 반란이 계속 되풀이되는 것이다.

그래서 우리 삼차신경통 환자들이 다른 무엇보다도 먼저 신경 쓰고 공부하고 노력해야 하는 것은, 자율신경을 균형 잡힌 상태로 만드는 것이다. 내 경험으로는 교감신경이 가장 문제이긴 하지만, 그렇다고 계속 늘어지며 부교감신경이 지나치게 항진된 상태도 통증을 유발한다. 최대한 부교감신경을 활성화해 교감신경을 억제하되, 너무 무기력한 상태가 되면 그것도 좋지 않다는 것도 알게 되었다.

나는 이 이유를 최근에 발견하였다. 일본 최고의 자율신경 의사로 유명한 고바야시 히로유키는 자율신경, 즉 교감신경과 부교감신경이 둘 다 높은 상태가 건강한 상태라고 주장한다. 물론 두 개가 다 동시에 높은 것은 불가능하다. 교감신경과 부교감신경은 자석의 N극과 S극처럼 서로 반대로 작용한다. 단지 이 두 개가 높은 상태에서 건강하게 교대로 왔다갔다하는 것이 최상의 상태인 것이다. 그러나 자율신경이 깨져버리면 교감신경이든 부교감신경이든 한쪽이 우위가 되고 몸과 마음에 악영향을 미치게 된다. 그런데 이것보다 더 안 좋은 것이 교감신경도 부교감신경도 낮은 상태이다. 이것은 사람을 철저하게 무력하게 만든다.

마음의 불편함도, 몸의 불편함도 자율신경의 균형을 흔드는 요인이다. 우리는 이미 자율신경이 (교감신경 우위로) 깨진 상태라고 보면 된다. 여기에서의 힌트는, 교감신경과 부교감신경이 둘 다 높은 것이 건강한 상태라면, 우리는 어차피 높아져 있는 교감신경을 낮추려는 노력보다는 부교감신경을 높이려는 노력을 하는 것이 훨씬 더 효율적일 수 있다는 것이다. (결국은 그 말이 그 말이긴 하지만, 미묘한 차이는 있다.)

3. 머리가 아닌 전신의 문제

대부분의 삼차신경통 치료의 문제점은, 이것을 단지 뇌신경에 국한된 것으로 바라보는 접근법이라고 생각한다. 나는 이것이 뇌신경 자체의 원인이라고 생각하지 않는다. 우리 몸이든 마음이든 어떤 근본적인 문제가, 뇌신경통이라는 최종 형태로 나타난 것이라고 보고 있다. 즉 뇌신경은 원인이 아니라 결과일 뿐이라는 생각이다.

나는 삼차신경통이 발병하기 전부터 시름시름 몸이 안 좋아졌지만, 병원 검사에서는 딱히 문제 되는 게 별로 없었다. 그러나 막상 발병하고 나서는, 검사를 할 때마다 거의 무슨 종합병원 수준으로 괜찮은 곳이 없을 정도가 되었다.

예전의 나는 유별날 정도로 건강체였다. 잔병치레도 하지 않고, 잘 먹고 잘 잤다. 건강한 사람이 한 방에 훅 간다더니, 내가 그 꼴이었다. '철인 28호'같이 무쇠처럼 버티고 버티다 임계점을 넘어가 버린 몸은, 이제는 마치 유리인형이라도 된 듯 아슬아슬하니 깨지기 쉬웠다.

몸의 밸런스가 완전히 무너져버려, 머리끝부터 발끝까지 성한 곳이 없는 느낌이었다. 통증이 심할 때는, 몸 전체의 30분의 1도 안 될 그 작은 안면 부분이 마치 내 몸 전체보다도 더 큰 느낌이었고, 그 커다란 통증에 완전히 온몸이 덮여버린 듯한 감각이었다. 손끝 발끝은 너무나 차가웠고, 조금만 가만히 있어도 저려왔다. 항상 몸이 너무나 무겁고 아파, 전신 마사지를 자주 받지 않으면 견디기가 어려울 정도였다.

몸의 순환이 제대로 안 되고 있다는 느낌이 확실하게 왔다. 그리고 그것이 내 통증에도 악영향을 미치고 있는 것 또한 확실했다. 혈액 순환이 잘 안 되는 부분은, 그 부분의 온도로 알 수 있었다. 손과 발, 그리고 몸의 어느 부위가 되었든지 만졌을 때 차가운 곳이 있다면 그곳은 순환이 좋지 않은 것이다.

피와 체액의 순환은 머리 한 부분만의 문제가 될 수 없다. 몸 전체의 이런저런 총체적 문제가 우리에게는 뇌신경에서 드러난 것이고, 다른 이에게는 섬유근육통의 문제로, 다른 이에게는 또 다른 형태로 다양하게 나타나는 것이라고 생각한다.

온몸의 순환이 잘 되게 하려면, 그 기본이 몸 온도를 유지하고, 더 나아가 높이는 것이다. 그래야 혈액이 전신 곳곳에 원활히 전달되고, 그렇게 순환이 되면 치유를 시작하게 된다. 몸 온도를 1도 높이면 암도 없어지고, 만병이 사라진다는 얘기는 곳곳에서 회자되고 있다. 그러나 내가 시도해본 결과, 이 몸의 온도는 1도는커녕 0.5도 높이는 것도 결코 쉬운 일이 아니다. 나는 몸의 순환을 돕기 위해, 몸의 온도를 올려준다는 곳은 다 찾아다니며 애썼다. 그러나 순환과 체온의 문제는 쉽게 해결되는 문제는 아니었다. 일단 어떤 임계점을 지나, 한 부분이 병세로서 터져버린 경우는 정말 부단한 노력과 성의가 필요하다는 것은 항상 절실하게 느끼게 된다.

특히 머리와 뇌신경 쪽에만 온통 정신이 쏠리는 사이, 우리의 하체에는 아예 관심도 주지 않는 경우가 대부분이다. 나는 삼차신경통이 오래되고 나이를 먹어가면서, 전신에 조금씩 쌓였던 것들이 점점 더 자신의 존재감을 드러내는 일이 많이 생겼다. 특히 발과 다리 쪽에 염증이나 통증, 무감각, 발톱의 이상증세 등이 나타났다. 나는 삼차신경통이라는 단어가 있는 경락이나 경혈 관련 책은 거의 모두 섭렵했다. 그중 삼차신경통에 효과 있다고 지목되는 구체적 혈자리는 모든 책이 조금씩 다 달랐는데, 발가락이 거의 모두 포함되어 있다는 공통점은 있었다. 그중에서도 엄지발가락에 혈자리가 있는 것이 대부분이었다. 그러한 혈자리를 지압봉 등으로 눌러보면 확실히 유달리 아팠다. 혈자리를 눌렀을 때 아픈 곳은, 급소가 아닌 이상은 문제가 있다는 신호로 보는 것이 타당한 듯하다.

내가 애용하는 지압 방망이 하나가 있는데, 그것으로 목과 머리를 톡톡 치면 얼마나 시원한지 모른다. 그런데, 이것으로 목덜미와 뒤통수 사이, 즉 헤어라인 주변을 두들기면 항상 발바닥 한 부분이 같이 찌릿찌릿하고 자극이 온다. 이게 왜 그런 것인지는 전혀 알 수 없으나, 머리 뒤쪽을 치면 발바닥에 자극이 온다는 것이 머리와 발의 어떤 상관관계를 알려주는 듯 느껴졌다.

공부를 하면 할수록, 우리 몸은 부분 부분이 이어져 있을 뿐인 기계가 아니라, 머리끝부터 발끝까지 서로 연결되지 않은 것이 없는 유기체라는 것을 역시나 뼈저리게 실감하게 된다. 기계는 고장 난 부분만 수리하면 된다. 그러나 우리 몸은 그렇지 않다는 것을 명심해야 할 일이다.

4. 장청뇌청

어머니가 돌아가신 후, 나는 급성신경성 위염에 걸렸다. 너무 속이 안 좋아서 병원에 가서 위내시경을 하니, 위장 속 전체가 충혈되어 완전한 핏빛이었다. 급성 역류성 식도염도 심하다고 했다. 소화에도 배변에도 문제가 있었다. 이전에는 전혀 없던 일이었다.

나는 어렸을 때부터 유별나게 잘 먹는 대식가였다. 살이 찌거나 하지도 않았는데, 사람들은 외모로는 상상하기 어려운 엄청난 내 먹성을 보면 놀라기 일쑤였다. 미국 살 때는 주변 분들이 먹는 게 다 어디로 가냐고 '뉴저지 7대 불가사의' 중 하나라고 할 정도였다. 하여간 철도 씹어먹을 만한 식욕과 튼튼하기 그지없는 위장을 가지고 있었다. 잘 먹고, 잘 소화시키고, 잘 내보냈다. 그러나 이젠 아니었다. 워낙 먹는 것을 좋아하고 잘 먹던 내가, 삼차신경통으로 잘 먹기는커녕, 먹는 것을 두려워하는 지경이 되자, 살 맛도 떨어졌다. 그나마 먹은 것도 위에서 잘 받아주지도 않았고, 영양이 몸으로 간다는 느낌도 오질 않았다.

나는 뚱뚱하지도 않았지만, 마른 느낌을 주지도 않는 그냥 적당한 체형이었는데, 몸무게가 계속 줄었다. 나는 내가 먹어도 안 찌고 굶어도 안 빠지는 체질이라고 생각하며 살아왔었는데, 장기간을 제대로 먹질 못하고 소화를 제대로 못 시키는 데는 아무리 나라도(?) 살이 빠지지 않을 재간이 없었다. 살이 빠지니 더욱 기운이 없어, 어떻게든 살을 좀 찌워보려고 노력했으나 이게 쉬운 일이 아니었다.

그때부터 내 위와 장에 관심을 갖기 시작했다. 마사지를 받을 때 마사지사가 내 배를 누르면, 윽! 하고 튀어 오를 만큼 아팠다. 장이 딱딱하게 굳어 마치 감자 뿌리가 줄줄이 있는 것 같은 느낌이었다. 생전 없던 변비가 나를 괴롭히는 일이 잦아졌다.

<동의보감>에 '장청즉뇌청(腸淸卽腦淸)'이라는 말이 나온다. 장이 깨끗해야 뇌가 맑아진다는 뜻이다. 그런데 이 말은 지금 서양의 현대의학이 증명을 계속 해내고 있다. 연구결과, 장 신경계는 제2의 뇌라고 불릴 정도로 엄청난 양의 신경세포와 정보를 가지고 있음이 속속 밝혀지고 있다.

장이 마음에 얼마나 예민하게 반응하는지는 아마도 안 겪어본 사람은 없을 것이다. 긴장하거나 신경 쓰면 소화가 잘 안 되고 배탈이 나거나 속이 쓰리다. 설사를 하거나 변비에 걸리기도 한다. 이런 것이 모두 뇌와 장이 서로 주고받는 신호체계 때문이라는 연구결과가 나오고 있다. 중요한 점 하나는, 장이 뇌에 종속된 것이 아니라 장내 신경세포는 작은 뇌라고 불릴 정도로 정교한 메커니즘을 가지고 있다는 것이다. 더욱이 장내 미생물이 어떻게 분포가 되어있느냐에 따라, 그 사람의 성격까지도 좌우한다고 한다.

에머런 메이어가 쓴 <뇌와 장의 은밀한 대화, 더 커넥션>은 이러한 뇌와 장의 긴밀한 연관성과 장 신경세포 및 장내 유익균의 중요성, 그리고 장이 사람의 인생에 미치는 영향을 자세하게 다룬 책이다. 저자는 항상 분노하거나 불안함을 느끼는 사람의 장 세포는, '까마득한 어린 시절까지 거슬러 올라간 오래된 대본을 든 채 날마다 암울한 극을 계속 공연하는 것'과 같다는 말을 한다. 이런 사람의 장은 더 예민해 지고, 장내미생물군도 공격적으로 변한다. 장 문제를 가지고 있는 환자에게, 정말로 음식이 문제가 있었는지, 아니면 그것이 이전에 있었던 사건을 회상시키는 것인지를 묻고 음식 자체가 아닌 환경에 주의를 집중하면 그들은 뇌와 장의 연결성에 놀란다고 한다. 이 책의 다음 장에서 우리의 마음에 관해 다룰 때, 이 점에 대해서도 기억하면서 스스로의 장에 대해 관찰하기를 바란다.

나는 삼차신경통이 생긴 이래, 항상 피곤함을 느끼고 쉽게 지쳤다. 무기력함과 우울증세는 덤이었다. 나는 이것이 내가 통증이 심해서 그렇다고만 생각했다. 그러나 장에 관해서 공부할수록, 장이 좋지 않은 사람의 증세가 바로 만성피로, 무기력증, 우울감, 두통이라는 것을 알았다. 나는 뇌신경이 안 좋아서 그런 걸까? 장신경이 안 좋아서 그런 걸까? 모르겠다. (둘 다인가?) 일단 다 신경 쓸 수밖에 없는 것 같다. 그리고 둘 다 신경 써야 한다. 뇌가 장세포에 미치는 영향만큼, 장이 뇌세포에 미치는 영향 또한 엄청나다는 것은 부인할 수 없는 사실인 듯하다.

끝으로 기생충 약을 꼭 일 년에 한 두 번씩 잊지 말고 먹길 권한다. 나는 내가 도대체 뭘 먹고 그러는지 모르겠는데, 가끔 검사를 받을 때마다 기생충이 있다는 소리를 듣는다. 내가 어디서 유별난 엽기 음식을 날로 즐겨 먹는 습관이 있거나 한 것은 아니니, 나만 특별나게 기생충을 키우고 사는 것은 아닐 것 같다. 한국인 대부분은 기생충으로부터 자유롭지 않다고 본다. 장내 기생충은 여기에서 말한 여러 문제뿐만 아니라, 염증과 알레르기를 유발하는 범인이기도 하다. 기생충 약을 먹는 것이 어려운 일도 아니니, 일단은 정기적으로 먹는 것이 좋겠다.

5장

삼차신경통에 마음도 시든다

1. 내 마음의 거울, 삼차신경통

내게 삼차신경통이 처음 발발했던 시점으로 거슬러 올라가 보겠다. 어머니를 2년 전에 여읜 이후, 나는 계속 몸이 좋지 않음을 느끼고 있었다. 어머니를 잃은 충격과 상처는 2년이 지나도 아물지 않았다. 빈도가 줄긴 했지만, 나는 여전히 어머니를 부르며 밤에 울다 잠이 들곤 했다.

그러던 중 삼차신경통 증세가 처음 나온 것은 내가 중국에 휴가 겸 도피성(?) 어학연수를 갔을 때였다. 나는 이때 매우 당혹스러운 상황에 처했었는데, 스토킹 사건이었다. 안면 정도만 있던 사람이 나에게 의미도 이해되지 않는 문자와 무차별 전화를 하며 스토킹을 했다. 나는 경찰에 신고했지만, 당시는 스토킹에 대한 사회적 이해가 매우 낮을 때라 나에게 직접 나타나거나 위해를 가하는 것이 아닌 이상은 아무엇도 해줄 수가 없다는 소리뿐이었다.

나는 내가 이해도 할 수 없는 곤경에 빠진 것에 대단한 분노를 느꼈다. 더욱이 그것에 대해 내가 대처할 방법이 없다는 것이 더욱 나를 분노하게 했다. 그러나 그 분노를 어떻게 할 수도 없었다. 나는 할 수만 있다면 그 스토커를 때려죽이고 싶은 심정까지 들었지만, 내 앞에 나타나지도 않고 어디 있는지도 몰랐다. 불확실한 위협을 느끼는 상황에서는 나는 그저 무력하게 참는 것 외에는 다른 방도가 없었다. 자존감에 심각한 문제가 있는 사람을 상대하는 게 얼마나 자괴감과 무력감을 느끼게 하는지, 이때 처음으로 알게 되었다. (한참 후, 호텔 일을 하면서 나는 이 스토커 사건은 전초전에 불과했다는 것을 알게 되었다.)

그래서 나는 스트레스를 견디다 못해, 한국을 잠시 떠나야겠다고 생각했다. 나는 마흔이 되기 전에 내 어학 능력에 중국어를 하나 더 추가하겠다는 야심찬(?) 계획을 하고 있었는데, 그냥 겸사겸사 실행에 옮겼다. 그러나 중국에 간지 얼마 안 되어 이 계획은 포기하기로 했다. 한자를 한국어와 일본어 두 가지 버전으로 이미 익혔는데, 거기에 중국어 버전까지 새로 더하려니 헷갈려서 도저히 머리에 입력이 되질 않았고, 중국어를 꼭 배워야 할 동기부여가 되지 않았기 때문이다.

나는 그냥 스트레스나 풀며 놀자고 결심하고, 어학센터에서 만난 어린 친구들과 열심히 놀러 다녔다. 내가 평생 얼마나 안 놀고 살았냐면, 내가 클럽이란 데를 가본 것은 스무 살 때, 당시 뉴욕에서 제일 핫한 클럽이라는 곳에 딱 한 번 관광 겸 놀러 간 것이 처음이자 마지막이었다. 상하이에서 마치 한이라도 풀려는 듯, 오전에 어학 수업 좀 듣고,

낮에는 노트북으로 일을 하고, 저녁에는 그곳에서 단짝이 된 두 명의 스쿨메이트와 함께 클럽과 카페, 쇼핑 등을 종횡무진 돌아다녔다.

내가 어학연수를 한 곳은 중국에서 최고 일류 대학 중 하나였는데도, 시설은 마치 교도소 같았다. 사는 환경의 쾌적함을 중시하는 나에게 감방같이 생긴 기숙사 생활은 정신건강에 과히 좋은 일은 아니었다. 그 안에 앉아서 일하는 것은 더더욱 그랬다. 그러던 중 어느 날 내 회사 일로 인해 엄청나게 스트레스를 받는 일이 생겼다. 더욱이 이것이 남을 도와주다가 모멸적인 상황을 맞게 된 것이라, 너무나 열을 받은 나머지 현기증까지 나는 지경이었는데, 이것도 참는 것 외에는 방법이 없었다. 얼마나 분노가 컸는지, 이 기억이 스토커에 대한 기억보다 더 강렬한 지경이다.

여기에 화룡점정을 찍는 일이 또 생겼다. 내 생일이었는데 나는 그날 중국에서 알게 된 친구와 저녁 약속을 했다. 나는 그에게 내 생일이라는 것은 말하지 않고, 만나서 식사하면서 알려줘야겠다 생각하고 있었다. 그런데 약속 시각 직전에 전화가 와서 사정이 생겼다며 일방적으로 약속을 취소했다. 생일날 바람을 맞은 나는, 그래도 태연하게 괜찮다고 했다. 그럴 수도 있지, 하고 생각했다. 그러나 나는 그날, 정말로 크게 탈이 났다. 몸살과 장염이 같이 겹친 형태로 왔는데, 내가 잔병치레를 별로 안 하던 사람이라 그렇게 아픈 것은 매우 드문 일이었다. 더욱이 나는 그 전까지 몸에 별 이상이 없었다.

이런 날들이 이어지던 와중에, 갑자기 찌릿함이 온 것이다. 나는 당시에는 전혀 모르고 있었지만, 지나온 날들을 복기해보니 이러한 일련의 심적 스트레스가 쌓이고 쌓이다, 흘러넘칠 듯하던 물컵에 마지막

한 방울이 떨어져 팍하고 터지듯, 삼차신경통의 형태로 터져 나온 것이 아닌가 하는 생각이 든다.

나는 그간의 수많은 공부와 연구, 관찰을 통해 삼차신경통은 마음의 병이라는 결론에 다다랐다. 삼차신경통은 신경의 문제라는 단순한 물리적 접근법으로는 절대 답이 나오지 않는다. 나는 삼차신경통을 포함한 뇌신경 관련 병은 거의 모두 심인성 질환이라고 확신한다. 그래서 나는 삼차신경통의 치료에 있어 원인은 뒤로하고 증세에만 집중하는 작금의 접근법에 우려를 느낀다. 이것이 내가 책을 쓰기로 결심한 큰 이유이기도 하다.

2. 병은 선악을 가리지 않는다

"내가 지금까지 그렇게 성실하게 남에게 해 안 끼치고 열심히 살아온 게 이런 병이나 얻으려고 그랬나…". 이것이 삼차신경통 발병 후 내가 맨날 한탄하며 주변에 하던 소리다. 그런데 삼차신경통 카페를 보니 내가 한 이 말과 똑같은 말들을, 다른 삼차신경통 환자들도 하고 있었다. 카페 회원들이 본인의 병에 관해 얘기하면서, 끝에 함께 따라붙는 공통적인 말이다. '나는 돌아봐도 지금까지 착하게 살고 남에게 해 안 끼치고 살고, 열심히 산 것밖에 없는데 왜 이런 몹쓸 병에 걸렸는지 모르겠다'. 서로 따라 한 게 아니다. 각자 말을 하는데, 똑같은 소리를 한다.

그런데 다른 관점에서 보면 '이런 성격'이었기 때문에 삼차신경통이 찾아온 것일 수도 있다. 다음은 내가 뒤에서 얘기할 심인성증후군 관련 책들에서 제시한 어떤 성격적 특징을 다시 정리한 내용이다. 다음에 묘사되는 내용에서 본인에게 해당되는 것이 몇 개나 되는지 동그라미를 쳐보자.

[성격]

1	나는 올바르고 양심적이고 선하게 살려고 항상 노력한다.
2	나는 내 주변 사람을 기쁘게 해주기 위해 노력한다.
3	나는 남을 도와주려다 내가 손해를 보는 적도 있다.
4	나는 항상 예의를 잃지 않으며 친절하다.
5	품위를 잃는 것은 불쾌한 일이다.
6	나는 걱정이 많은 편이다.
7	나는 책임감이 강한 편이다.
8	나는 가족 등을 위해 많은 책임을 짊어진다.
9	나는 완벽주의적인 성향이 있다.
10	나는 자기 비판적이다 / 자책을 많이 하는 편이다.
11	나는 나의 성공과 성취를 중시한다.
12	나는 낮은 자존감을 갖고 있는 것 같다.
13	나는 남 앞에서 웬만하면 불쾌한 감정을 갖거나 표현하지 않는다.
14	나는 타인을 의식하는 편이다.
15	나는 거절하는 것이 너무 어렵고 힘들다.
16	나는 항상 가족과 주변의 인정을 받으려는 노력을 한다.
17	나는 내향적인 성격이나, 외향적인 가면을 쓸때가 많다.
18	나는 아무것도 안 하고 쉬거나 빈둥거리는 것이 편치않다, 죄책감이 든다.
19	나는 무언가를 했을 때 만족을 잘 하는 편은 아니다.
20	나는 항상 더 많은 목표를 만들고 달려가는 편이다.
21	우리 가족은 비판적이고 부정적 성향인거 같다.
22	나는 예민한 편이다.
23	나는 스스로에게 엄격한 기준이나 규범을 적용하는 경향이 있다.
24	나는 열심히 일하는 사람이다.
25	내 삶에서 나의 종교(신앙)이 차지하는 비율은 상당히 크다.

[습관]

1	나는 숨을 쉴 때 짧거나 얕은 호흡을 하는 것 같다.
2	나는 이를 악물고 있을 때가 많다.
3	나는 긴장을 많이 하는 편이다.

성격은 대부분 발췌 정리한 것이고, 습관은 삼차신경통 카페에서 다른 분들도 많이 보이는 습관적 특징이라 여기에 따로 정리해 보았다. 습관은 모두 교감신경 우위 상태의 모습이다.

내가 처음에 심인성증후군에 대한 책을 읽었을 때, 나는 내 얘기를 하는 줄 알았다. 그 책에서 묘사하는 사람은 바로 '나'였다. 위에 정리한 성격적 특성은 90% 이상 나와 일치한다. 그 책에서 묘사하는 사람은, '양심적이고 선하며 올바른 사람이다. 타인을 존중하고 이해한다. 열심히 일하고 휴식을 취하는 것조차 죄책감을 느낀다'.

'이들은 쉬지 못하는 말처럼 끊임없이 자신을 채찍질한다. 만족을 모르고 항상 더 많은 목표를 만들어낸다. 자신에 대한 엄격한 규범을 갖는다. 매우 착하며 남을 도와주려는 성향이 강하다. 성취욕이 강하지만 목표 달성만 내세울 정도로 강한 것은 아니다'.

'이들에게는 쉬는 것도 노력해야 할 일들'이라는 표현에는 너무 정곡을 찔러 내가 할 말을 잃을 정도였다. 거의 모든 것이 나를 표현하고 있었기에 나는 내가 심인성증후군이 아니라는 반박을 할 여지도 없었다. 그래서 나는 나의 마음을 들여다봐야 할 필요성을 강하게 느꼈고, 이에 대한 연구를 본격적으로 시작했다.

3. 심인성증후군(TMS)

　미국 뉴욕 메이요클리닉의 존 사노라는 의사는 등의 통증에 관해 연구하던 중에, 물리적으로는 등통증의 그 어떤 원인도 밝혀지지 않는데 환자는 끔찍한 통증을 호소하며 아예 일상생활을 하지 못하는 사람들을 관찰했다. 그는 이 사람들의 통증의 원인이 몸이 아닌 마음(뇌)에 있다는 생각을 하게 되었다. 그는 이것을 TMS(Tension Myostics Syndrome: 긴장성근육통증후군, 그 후 The Mindbody Syndrome: 심인성증후군으로 명칭이 바뀜)라 명명하고, 그 후 이에 대한 연구를 계속하면서 여러 책을 썼다. 그리고 많은 사람이 그 책을 읽은 것만으로 통증에서 해방이 되었다고 한다.

　그의 이론의 핵심은 통증은 실제로 '몸에 문제가 생긴 것이 아니다'라는 것이다. 무의식에서 올라오는 격노(rage)가 분출되려고 할 때 뇌가 통증을 유발시킴으로서 순간적으로 주의를 통증으로 돌려 격노가 분출되는 것을 막기 위한 양동작전(陽動作戰: 적의 경계를 분산시키기 위해, 실제 전투는 하지 않으면서 병력이나 장비를 기동함으로써 마치 공격할 것처럼 보여 적을 속이는 작전)이라는 것이다.

　그의 이론을 정리해 보면 이렇다. 우리는 모두 다양한 스트레스를 받고 있다. 그것은 유아기와 아동기에 발생하여 해소되지 않은 것일 수도 있고, 완벽주의자나 선량주의자들이 스스로에게 부과한 스트레스의 결과일 수도 있다. 일상의 스트레스에 대응하면서 오는 것일 수도 있다.

우리가 '의식'적으로 이러한 스트레스에 어떻게 반응하든 간에, '무의식'은 이런 것들을 차곡차곡 그 안에 쌓아간다. 우리의 내면에 이렇게 쌓여진 스트레스는 분출을 시도하는데, 우리의 뇌는 이런 무의식 안에 갇혀있던 것이 외부(의식)로 표출되는 것을 막으려 한다. 이것이 심인성 증상이 일어나는 과정이다.

왜 우리의 뇌는 무의식에 쌓여있던 분노가 표출되는 것을 막으려 하는 걸까? 우리의 뇌는 무의식에 숨겨놓은 감정이 튀어나오는 것보다 차라리 통증으로 김을 빼는 것이 낫다고 판단하는 듯하다. 물론 나는 이 엄청난 육체의 고통을 겪으니, 아무리 크다 해도 심적 고통을 겪는 게 낫다고 생각한다. 그러나 심리학을 공부해보니, 그렇게 간단히 생각할 문제도 아니다. 뇌는 나를 지키기 위해 나의 시선을 돌리는 것이다.

다음은 프로이트가 통찰한 우리의 마음이다. 우리 마음은 슈퍼에고, 에고, 이드 등 세 가지로 분류된다.

명칭	캐릭터	역할	있는곳	특징
슈퍼에고 (초자아)	부모	우리의 마음중 옳고 그른 것을 가르치고, 도덕적으로 윤리적으로 행동하라고 가르침.	의식과 무의식	심인성 신체 질환에 중요한 역할. 양심과 동의어.
에고 (자아)	성인	중재자, 집행자 선장의 역할. 사람의 기능을 최적의 상태로 유지하게 하고 외부·내부적 위험으로부터 나를 보호하려고 함.	의식과 무의식	무의식속의 성인은 어떤 상황에서는 자동적으로 반응. 그래서 결정이 의식적 판단에 비추어 보면 늘 논리적, 합리적인 것은 아님. 무의식의 이런 비합리적 경향은 심인성 질환을 이해하는 핵심적 열쇠.
이드 (무의식 적 충동)	아이	평소에는 의식을 못하지만 우리 일상생활에서 결정적 역할을 함. 진짜 어린아이처럼 쾌락지향적이고 자기도취적. 의존적, 무책임하고 종종 비합리적·비논리적. 실제 아이와는 다르게 끊임없이 화를 낸다.	무의식	부모와 끊임없는 갈등을 일으킨다. 이 갈등은 심인성 과정에서 매우 중요한 현상.

이 이론에 의하면 우리의 마음은 슈퍼에고(부모)와 이드(아이)의 끊임없는 충돌이다. 우리 내면의 아이는 원초적이고 제멋대로라, 본인

마음대로 되지 않는 것들에 대해 끊임없이 화를 낸다. 이 아이는 무의식에 존재하지만, 그 힘은 엄청나다. 그리고 화를 분출시킬 기회를 항상 노린다.

화를 누르고 억제할수록 아이의 분노는 더욱 커진다. 그래서 이것을 폭발시켜 의식의 표면으로 분출하려고 하면, 부모는 그것이 사회적·도덕적 규범에 어긋나고 용납될 수 없다고 판단, 의식의 주의를 순간적으로 다른 곳(통증)으로 돌려버린다.

부모(슈퍼에고)는 우리를 선량주의자, 완벽주의자로 만든다. 선량주의자는 평화를 사랑하고 대립을 회피한다. 늘 다른 사람을 도와주려 애쓰고, 타인에게 호감을 주려 하며 배척당하는 것을 두려워한다. 완벽주의자는 열심히 일하고 양심적이고 책임감이 강하고 성취 지향적이고 성공 지향적이면서 동시에 근심·걱정이 많고 자기 비판적인 사람이다.

나는 여기에서 묘사하는 선량주의자, 완벽주의자의 모습을 그대로 지니고 있다. 이러한 설명은 왜 내가 호텔 일에 앞장서 온갖 개인 희생을 감수하는지, 다른 이들에 대한 극단적일 정도의 책임감으로 스스로의 몸을 상하면서까지 십자가를 지는지, 스스로도 이해할 수 없던 이유를 나에게 설명해 준다.

반면 내가 마치 전쟁터의 장수와 같은 역할을 하고 있는 호텔 일이 실은, 대립을 싫어해서 갈등이 생길 것 같으면 차라리 손해를 감수하고 마는 내 성격에 얼마나 역행하는지도 알려준다. 그것이 얼마나 나의 내면에서 엄청난 갈등을 일으키고 있을지도. 이것이 내가 호텔에 관여하게 되면서 삼차신경통이 나의 본업을 접어야 할 정도로 악화된 이유일 것이다.

　나는 내 삼차신경통이 TMS라는 것을 믿어 의심치 않는다. 그럼에도 불구하고 내가 여전히 통증을 가지고 있다는 것은, 무의식에서 해결되지 않은 것들이 아직도 많이 있다는 뜻일 것이다. 내가 TMS에 대해 믿고 있는 것이 아직 무의식의 레벨까지 완전히는 다다르지 않은 것으로 생각한다.

　나는 몸의 전체적 순환이나 컨디션을 올리는 것은 중요하다고 여전히 생각한다. 그러나 그 어떤 것도 심리적 문제 해결에 대한 접근이 병행되지 않으면 완치는 어렵고, 무엇을 해도 다시 재발할 뿐이라고 생각한다.

4. 나를 아프게 하는 나의 내면아이

내가 처음으로 심인성증후군(TMS) 관련 책을 읽었을 때였다. 나는 그때 통증에 대한 엄청난 공포증에 시달리고 있었다. 나중에는 통증이 더 무서운지, 공포증이 더 무서운지조차 구분이 안 되는 지경이었다. 통증도 통증이지만, 통증 사이의 기간에 언제 통증이 올지 두려워 완전히 위축되어 아무것도 할 수가 없을 정도였다. 아마도 공황장애가 이런 것이리라 싶다.

그런데 그 책에서는 공포증도 TMS의 하나라고 쓰여 있었다. 통증 같은 다양한 물리적 반응으로 나오기도 하지만, 우울증이나 공포증 같은 정서로도 발현이 된다고 했다. 나는 그것을 읽고 나서 공포증이 상당 부분 극복되었다. 통증과 비교하면 공포증 같은 정서적 문제는 해결이 상대적으로 쉬운가 싶기도 하다. (나중에 내가 이 내용을 잊어버리면서, 공포증이 다시 스멀스멀 올라왔었다.)

심인성의 또다른 경험 한 가지는, 내가 20대 후반 일본유학 당시 석박사 통합과정 준비를 위한 논문을 쓸 때 가슴앓이가 생겼었는데 이게 내내 나를 괴롭혔었다. 나는 그때 좀 무모하게도 논문을 마치기 전까지는 눕지 않겠다고 결심을 하고 거의 5~6일을 단 한 번도 눕지 않고 버텨가며 논문을 썼는데 어느 순간 등에서 뚝-하는 소리가 나는 듯한 느낌을 받았다.

그 이래 가슴과 등이 계속 꽉 뭉친 것 같이 항상 답답하였는데, 이 책을 읽고 이런 증상들이 다 TMS라는 것을 깨닫게 되자 놀라운 일이 벌어졌다. 조금 민망한 얘기이기는 한데, 트림이 나오는데 그냥 목에서

껑 하는 트림이 아니라 가슴 깊은 곳에서 꺼어어어어억~~하고 며칠간 계속 나오는 것이었다, 나는 이 세상 태어나서 그렇게 시원한 트림은 처음이었다. 그리고는 가슴앓이가 없어졌다. (가슴앓이도 내가 이 내용을 점차 잊어버리자, 스멀스멀 올라와서 한동안 또 나를 괴롭혔다.)

나는 내 병이 심인성이라고 생각한 이래 나 스스로를 계속 관찰해 왔다. 그리고 나는 십수 년 동안, 이 병이 육체적인 병이 아닌 정신적인 병이라는 것의 증거가 될만한 장면들을 몇 번이나 경험했다.

가장 강렬한 체험은 내가 디자인 자문을 해주는 어떤 회사를 위해 프레젠테이션을 할 때였다. 이 프레젠테이션은 매우 중요한 것이었고, 여러 디자이너가 며칠 밤을 새우며 고생해 프레젠테이션 준비를 했다. 그런데 내가 통증이 점점 심해진다 싶더니 발표일이 다가오자 아예 입을 뻥끗도 할 수가 없을 정도로 통증이 심해졌다. 이건 미룰 수도 다른 사람이 해줄 수도 없는 일이었는데, 그 상태에서 발표일이 되었다. 통증약을 몇 개나 먹고, 발표 시간 직전까지 어떻게도 할 수가 없어 화장실에 가서 계속 목을 풀고 별짓을 다 해보았으나 속수무책이었다.

그런데 발표 시간이 되어 발표장으로 들어가자마자부터 말짱하게 인사하고, 통증으로 인한 조금의 어버버거림도 없이 유창하게 청산유수로 발표를 했다. 인사까지 잘 마치고 나왔는데 나오자마자부터 도로 통증이 시작되어 다시 입을 열지도 못하는 상태가 되었다. 어이가 없는 일이었지만, 내가 의식적으로 하는 일도 아니니 어떻게 할 수도 없었다.

이렇듯 절대로 통증이 올라와서는 안 되는 때에는 통증이 올라오지 않았다. 대학 강단에서 강의할 때도 마찬가지였다. 그러나 어느 날 강의를 할 때 강의를 중도에 멈출 정도로 통증이 강하게 와서 이 믿음이 깨진 이래, 통증은 아무 때나 종횡무진 등장하는 더욱 강력한 무법자가 되었다.

또 다른 예는 한 극통기의 경험이다. 보통은 극통이 온다 해도 번개가 오는 듯 순간적으로 오거나 길어야 몇 분(몇 시간 같은 몇 분이긴 하지만) 정도 오다가 멈추고는 했다. 그러나 그 날은 벼락 치는 듯한 통증이 시작되어 도대체 멈추지를 않는 것이었다. 눈물을 줄줄 흘리며 바닥에 웅크리고 앉아 움직이지도 못한 채 이 통증이 빨리 지나가기만을 거의 정신이 혼미한 채로 기다렸으나 멈출 기미가 보이지 않았다.

나중에는 너무 치밀어오르는 분노를 견딜 수가 없어 "이제 제발 그만 좀 해!" 하고 소리를 질렀다. 이 정도면 입을 여는 것 자체가 불가능한데, 소리를 지른 것이다. 소리를 지른 순간, 전기드릴의 전원을 탁하고 끈 것처럼 통증이 뚝 그쳤다. 거짓말처럼.

다른 예가 또 있다. 내가 몇 년 전에 치악산에 갔을 때의 경험이다. 나는 등산을 엄청 좋아하지는 않는데, 막상 가면 참 좋아서 갈 기회가 생기면 마다하지는 않는다. 그날도 치악산에 열심히 올라갔다 내려왔다. 다른 등산과 비교해서 별다른 것도 없었다.

그런데 그날 하산을 하고 등산을 마무리할 즈음에 문득 머릿속이 시원하게 비어있다는 느낌을 받았다. 그 느낌은 형용하기가 좀 어렵긴

한데, 말 그대로 뇌 속이 완전히 비워진 느낌이었다. 그 느낌이 얼마나 시원한지! 머리를 비워라, 머리를 비워라, 이런 말은 여기저기에서 많이 하는 소리이다. 나도 평소 생각이 너무 많은지라 머리를 비우려고 노력을 많이 한다고는 한다. 그런데 그 경험을 하고 나니 머리를 비우는 느낌이 진짜로 무엇인지 완벽하게 알게 되었다. 머리가 시원하고 싹 비어있으니 상쾌하고 가볍기가 그지없었다.

무엇보다 분명히 산을 오를 때까지만 해도 나는 통증에 시달리고 있었는데, 그 통증이 싹 없어져 버린 것이었다! 머리 가벼운 느낌만 신기해했지 통증이 없다는 것은 모르고 있다가 (원래 아픈 건 계속 느껴지며 신경을 건드리지만, 안 아픈 건 굳이 느끼게 되는 건 아니다) 문득 통증이 사라졌다는 것을 깨달았다. 몇 시간 전까지만 해도 계속 느껴지던 통증이 없는 것이다.

이러한 상태는 몇 주 동안 지속되었다. 엄청난 일이었다. 당시 나는 비전형안면통으로 진행된 상태였기 때문에 통증이 없는 상태라는 게 몇 년간 거의 없었다. 게다가 이것이 무통기가 아닌 것도 확실했다. 무통기는 비전형안면통에는 해당되지도 않는 데다, 무통기는 마치 스위치를 꺼버린 듯 통증이 제로 상태가 된다. 그러나 이때는 신경이 나 여기 있어~하며 살짝살짝 자신의 존재가 있음을 알게 하면서도 아프지는 않았다.

사실 똑같은 경험은 그 전에도 한 적이 있다. 내가 한창 삼차신경통을 고쳐보겠다고 마음공부를 하기 위해 명상센터를 열심히 다니던 때의 일이다. 그때 회원들과 단체로 미국 세도나에 간 적이 있다. 세도나는 세계적으로 유명한 명상도시이고 기(氣)가 영험한 곳으로 명성이 높은 곳이다. 그곳에서 일주일간을 명상하면서 보냈다. 그런데 한국으로 출발하는 날 통증이 사라져 있는 것을 깨달았다. 그때도 통증이 꽤 심했던 때라 같은 방을 쓰던 룸메이트에게 내가 (통증으로 인해) '혹시 말하다가 갑자기 멈추거나 이상한 행동을 보이더라도 당황하지 말라'고 미리 당부해놓을 정도였다. 그런데 귀국할 때쯤 되니 통증이 사라져 있었다. 이후로 몇 달이나 통증이 거의 없는 편안한 나날을 보냈었다.

이후에 심한 통증기가 다시 왔을 때 너무나 힘든 나머지, 이때의 기억을 떠올리고는 혼자서 미국의 세도나까지 꾸역꾸역 다시 찾아갔다. 세도나의 영험함(?)을 다시 체험하고 싶었기 때문이다. 그러나 이때는 별 차도를 보이지 않았다. 치악산도 마찬가지이다. 내가 그곳 등반 이후 통증이 나아졌다가 다시 아파지기 시작하니, 다시 치악산을 가라고 주변에서 더 성화를 부렸다. 그래서 치악산에 다시 가서, 그 머리 비움을 다시 경험하기를 간절히 빌었으나 성과는 없었다. 의도적으로 하려고 하면 안 되나보다 싶었다.

어쨌거나 이러한 일련의 경험들은, 혈관과 신경이 맞붙거나 마찰이 되어서 통증이 일어난다는 이론을 설명하기 힘들게 만든다. 이 이론은 원래도 혈관과 신경이 붙어있지 않은데 삼차신경통이 있거나, 혈관과 신경이 붙어있는데 삼차신경통이 없는 사람에 관해서는 설명이 불가능했다.

나는 한국에서 가장 정밀한 MRI로 뇌신경 촬영을 할 기회가 있었다. 한 의과대학에서 한국에 최초로 들어온 최첨단 MRI를 테스트하고 연구하기 위해, 삼차신경통 카페에 협조요청이 들어왔다. 그래서 나와 몇몇 삼차신경통 환자들이 피시험자로 참여해 MRI 촬영을 했다. 연구목적의 촬영이었기 때문에, 검사결과를 직접 보거나 받을 수는 없었다. 그런데 내 결과 사진을 보고 그곳 연구원이 삼차신경과 혈관이 '엉켜있다'라는 표현을 했다. 뉘앙스를 보건대 그냥 닿는 정도가 아닌 모양이었다.

물론 혈관과 신경의 마찰로 통증이 일어날 수도 있고, 그것이 어떤 이유로 붙었다 떨어졌다 해서 통증이 왔다가 사라졌다가 할 수도 있긴 하다. 그러나 그럼 우리는 왜 무통기가 있는 것일까? 왜 잠잘 때는 괜찮을까? 왜 통증이 올라오는 일정한 시간대가 있거나 통증기마다 다른 일정한 패턴을 가지는 경우가 생길까? 왜 우리 병은 특히나 스트레스에 민감한 것인가? 물리적 마찰 이론은 이러한 질문에는 답을 주지 못한다.

어쨌든 아직도 내 뇌는 계속 내 신경 자체에 문제가 있다는 설득을 멈추지 않는다. 어떤 통증기에는 고개를 숙이거나, 다른 통증기에는 반대로 고개를 쳐드는 것을 못할 때가 있었다. 이럴 때는 그런 동작이 신경과 혈관의 마찰을 더 일으키거나, 더 눌러서 그런 것이 아닐까 하는 생각이 든다. 그리고 비전형안면통으로 끊임없이 신경이 지지직거릴 때면, 신경이 손상이 되었다는 느낌이 들며, 역시 신경의 문제 아닌가 하는 생각도 든다. 이것은 나와 뇌와의 끝없는 줄다리기이다. 그래도 내가 이런저런 가운데에서도 확신하는 것은 물리적 손상이 왔다 하더라도, 그것이 먼저는 아니라는 것이다.

나의 위 경험들을 설명할 때, 두 가지 이론이 성립될 수 있을 듯하다. 첫째, 삼차신경통은 신경 자체 또는 혈관과 신경의 물리적 문제인데, 마음(뇌)의 힘이 막강하여 필요한 때에 통증을 없앤다는 이론이 가능하다. 또는 둘째, 심신의학에서 주장하는 대로 삼차신경통은 물리적이 아닌, 심리적 요인이므로 위와 같은 현상이 벌어진다는 이론도 가능하다. 중요한 것은 어느 쪽의 이론이 되었던, 마음의 힘이 매우 막강하다는 것은 분명하다.

6장

삼차신경통은 환경과 함께한다

1. 환경이 변해야 병도 변한다

내가 디자인을 전공하고, 다시 심리학을 전공하면서, 사람의 정신적·육체적 건강을 논할 때 환경을 빼놓고서는 얘기할 수가 없다는 것을 깨달았다. 왜냐하면 환경은 인간의 무의식에 엄청난 영향을 미치기 때문이다. 그런데 사람들은 익숙한 환경에서는, 아예 자신이 속한 환경을 의식조차 하지 못하고 사는 경우가 많다. 그래서 그 환경이 본인에게 유익한지, 해로운지 아예 생각도 하지 않는다. 그냥 항상 살던 대로 사는 것이다.

그러나 우리 삼차신경통 환자들은 이것에 대해 더 신경 쓰고 주의를 집중해야 할 필요성이 있다. 환경은 몸과 마음에 영향을 미치기 때문이며, 물론 이것은 물리적 환경뿐만 아니라, 정신적 환경도 포함된다.

삼차신경통 환자들의 흔한 경험담 중 하나가, 외국에 갔더니 통증이 사라지거나 경감되었다는 것이다. 나도 물론 이런 경험이 있다. 따뜻한 나라에 갔더니 통증이 나아졌다며, 겨울이 오면 따뜻한 외국으로 도피(?)를 하는 분들도 있다. 물리적 환경이 바뀜으로 인해 통증이 사라지는 것인데, 이것도 실은 마음에 밀접한 관련이 있다. 일상의 여러 가지 잡다한 신경 쓰이는 일이나 스트레스에서 물리적으로 떨어졌기 때문에 통증이 감소하는 것이다.

나는 이에 대한 극명한 증거가 될만한 경험이 있다. 통증이 극심한 때였는데, 외국에 가야 할 일이 생겼다. 이른 아침 항공편이라 집에서는 공항까지 시간 맞춰 가기가 어려워, 공항 바로 근처에 있는 호텔에 전날 가서 묵고 이튿날 출발하기로 했다. 호텔에서 체크인하고 방으로 들어가니, 테이블에 참외가 세팅되어 있었다. 내가 객실 하나를 소유하고 있는 호텔이라, 소유주가 왔다고 지배인이 방에 웰컴 과일을 준비해준 것이다.

그 참외를 보고 난 참 난감했다. 당시 나는 유동식을 간신히 먹는 정도의 상태였기 때문이다. 그러나 준비해 준 성의를 무시하기도 그러니, 참외를 살짝 한입 시도했다. 그런데 통증이 별로 없었다. 결국, 그 참외를 한 접시 다 말끔하게 비우고, 그때부터 통증으로 고생하는 일 없이 외국에서 볼일을 다 잘 보고 귀국했다. 물론 여러분이 예상하는 대로 귀국한 후 다시 통증이 오기 시작했다. 즉, 나는 외국을 간다는 '생각'만으로도 통증이 잡혔던 것이다.

나는 수술은 하지 않기로 결심한 사람이지만, 몇 년 전에 수술 직전까지 간 적이 있다. 호텔에서의 내부 분쟁이 나를 정신적으로 극한까지 스트레스를 주던 때였다. 통증이 오는데, 내가 삼차신경통이 발병한 이래 늘어온 것은 통증에 대한 인내심밖에 없는데도, 이번은 도저히 견딜 수가 없었다. 단 1분도 버텨내기가 어려웠다. 단 며칠, 몇 달 만이라도 통증 없이 살 수만 있다면 수술이 되었든 뭐가 되었든 다 하겠다는 생각뿐이었다.

난생처음 그날 응급으로 입원을 하고, 수술을 위한 준비를 했다. 그런데 병원에 입원하고 누워있자니 통증이 점차 누그러졌다. 입원하니 일을 할 수도 없고, 전화기도 전원을 껐다. 링거 꽂고 침대에 누워 꼼짝도 못 한 채 반강제로 외부에 일체 신경을 꺼버리고, 몸도 마음도 바깥세상과 차단이 되었다. 어쩔 수 없이 모든 것을 내려놓고 쉬게 되니, 통증이 금방 나아졌다. 결국은 며칠 지나고 나서 수술은 하지 않겠다고 하고 퇴원했다.

여기에서 중요한 키워드는 '차단'이다. 내 일상의 의식적·무의식적 스트레스 요인으로부터 나를 떨어뜨려야 한다. 외국에 나가면 통증이 가라앉는다 하여, 만일 외국으로 이민을 한다면 어떨까? 그 경우, 외국에 나가도 다시 도로 통증은 올라올 것이라고 생각한다. 한국에서 살면서 외국을 나가는 것은, 나를 평소 (아마도 내가 스트레스를 받고 있는) 환경으로부터 떨어뜨린다는 의미를 갖지만, 외국에 가서 아예 사는 것은 그렇지 못하기 때문이다.

이제 우리 삼차신경통 환자들은 이 점을 잘 기억하고 자신을 스트레스 요인으로부터 어떻게 차단을 할 수 있을지를 나름대로 연구해야 한다. 각자 가지고 있는 스트레스 요인은 모두 다를 것이고, 성격도, 상황도, 직업상태도 다를 것이므로 차단 방법도 각자 찾아야 한다. 친한 삼차신경통 환자 한 명이 코로나 사태로 직장을 쉬게 되었는데, 그 즉시 통증이 나아졌다고 했다. 결국 직장이 스트레스 요인이었던 것이다. 내가 병원 입원해서 통증 가라앉은 것과 똑같은 얘기이고, 이런 경험담은 아마도 거의 모든 삼차신경통 환자가 가지고 있지 않을까 싶다. 그런데 문제는 이 차단 상태가 오래가면 다시 원상복귀가 되는 확률이 높다. 쭉 가는 게 아니다. 아무래도 이 차단 상태는 응급처치의 성격을 띠는 것 같다.

우리는 어떻게 하면 이 차단 상태를 길게, 또는 자주 유지할 수 있을지를 연구해야 한다. 많은 사람이 직장으로 인해 스트레스를 받고 있을 것인데, 그렇다고 모두 생업을 때려치울 수도 없다. 인생은 계속 살아가야 하고, 도망을 치는 것은 근본적 해결이 되지도 않는다. 몸과 마음, 환경이 균형을 이루는 것이 중요한 듯하다. 그것이 우리의 갈 길이다.

2. 추워지면 내 몸이 먼저 안다

우리 삼차신경통 환자들이 제일 무서워하는 계절은 겨울이다. 앞서 말한 것처럼, 겨울에서 도망하기 위해 외국에 가버리는 사람도 있을 정도이다. 나도 코로나19 이전에는 겨울에는 어떻게든 따뜻한 나라로 여행을 가곤 했다. 나는 여름 냉방도 못지않게 무섭다. 여름에 식당 등에 갔을 때는 에어컨 바람이 직접 닿지 않는 구석을 찾는 게 일이다. 대중교통을 타면, 냉방 바람을 피하기도 어려워 매우 고역스러울 때도 많다. 더운 날은 나도 안 더운 게 아닌데, 찬바람은 쐴 수가 없으니 난감하기 그지없다.

의식은 전혀 춥다고 느끼지 않는데 통증이 이유 없이 올라오면 우선 내 몸이 추워하고 있는 것은 아닌지 살핀다. 그리고 옷을 더 입거나 따뜻하게 뭔가 조치를 하면, 덥다는 느낌이 아닌 따뜻해서 좋다는 느낌이 올 때가 대부분이다. 나는 그래서 찡-하고 통증이 갑자기 올라오는 때에는 그냥 일단 옷부터 더 주워입는다.

컨디션이 어떤지에 따라 다르지만, 우리는 일단 따뜻한 환경을 만들어야 한다. 물론 많은 삼차신경통 환자들이 이것은 굳이 알려주지 않아도 이미 경험적으로 알고 있다. 발병한 지 얼마 되지 않는 초기 환자들은, 통증 외에는 전체적 몸 상태는 이상이 없는 경우가 많아 간과하기 쉬운 부분이다. '춥지 않은' 것으로 충분한 것이 아니라, '따뜻'해야 한다. 따뜻한 환경은 많은 경우에 통증을 완화시킨다.

나는 한번은 통증이 너무 피부 바깥쪽 예민한 곳으로 와서 얼굴을 아예 건드릴 수도 없었던 때가 있었다. 통증기에는 원래 세수를 하기 어렵지만, 이때는 아예 몇 날 며칠이고 얼굴을 씻지도 못했다. 그래서 할 수 없이 자구책으로 동네 목욕탕에 갔다. 대중목욕탕 내부는 공기 자체가 습하고 뜨거워서 그런지, 목욕탕에 가서는 세수를 하는게 가능했다. 그래서 아예 동네 목욕탕 표를 왕창 끊어놓고, 목욕을 위해서가 아닌 세수를 하기 위해 자주 갔다. 목욕은 세수하는 김에 부차적으로 하는 게 되었다.

삼차신경통 환자들은 많은 것에 민감하다. 나는 예술계통에 있는 사람이라, 예술계 특유의 정서적 예민함이 있다. 그런데 삼차신경통에 걸리고 나서는 몸은 더 예민해졌다. 몸도 마음도 예민하다. 세상살이가 쉬울래야 쉬울 수가 없다.

계절만큼 영향을 미치는 자연환경은 날씨이다. 삼차신경통 환자들은 비가 올 때 통증이 심해진다는 말을 많이 한다. 나도 마찬가지이다. 이 병도 신경통이라서 그런지, 어르신들 비 오기 전에 먼저 무릎 아파서 궂은 날을 미리 아시는 것처럼, 나도 비 오기 전 꾸물꾸물한 날씨일 때 더 안 좋을 때가 많았다. 저기압이 삼차신경통에 영향을 미치는지, 통증이 스멀스멀 와서 왜 그러나 밖을 보면 비가 내리고 있는 경우도 꽤 있다.

삼차신경통 통증이 중증 이상이거나, 비전형안면통에는 바람도 적군이 된다. 예전 통증 심할 때는 바람 부는 날은 아예 외출을 할 수가 없었다. 불어오는 바람을 어떻게 막아낼 방법이 없었기 때문이다. 나는 원래 바람 부는 날을 너무나 좋아하던 사람인데, 바람에 자극이 와서 통증이 올 때는 더 미칠 것 같은 기분이 들곤 했다.

사실 이러한 내용을 쓰면서도 한편으로는 염려가 된다. 왜냐하면 심신의학에서는 이러한 병의 증상에 대한 자세한 정보가 오히려 심인성증후군에는 부정적인 영향을 미칠 수 있다고 주장하기 때문이다. 그러나 이런 몸의 상태는 삼차신경통 환자들이 대부분 겪고 있는 것이라, 필요하다고 생각되어 간단히 정리한다.

3. 전자기기의 반란

삼차신경통 카페에 많이 올라오는 질문 중 하나가 컴퓨터와 스마트폰 사용이 통증에 영향을 미치는가, 하는 것이다. 내 대답은 'Yes'이다. 나는 컴퓨터와 스마트폰으로 항상 일하는 사람이다. 그리고 이 기기들을 많이 쓰면 확실히 통증에 좋지 않은 영향을 미치는 것을 느낀다.

나는 디자인 전공자이고 대학 시절 이래 하루 대부분 시간을 컴퓨터 앞에서 보냈다. 그러다 보니 어느 날 나는 내가 거북목이라는 사실을 알게 되었다. 알고 보니 거북목증후군이 되는 대표적 직업군 중 하나가 시각디자이너였다. 그리고 스마트폰은 나의 제2의 작업실로, 나는 종일 컴퓨터 아니면 스마트폰을 들여다보는 생활을 했다. 20년이 넘는 세월이다. 거북목이 목에 큰 부담을 준다는 것은 잘 알려진 사실이다. 실제로 컴퓨터나 핸드폰을 쉬지도 않고 들여다본 날은 확실히 통증이 더 심해지곤 했다.

이것은 자세의 문제도 있지만, 화면을 계속 집중해서 들여다 보기 때문에 생긴 눈의 피로가 신경에 미치는 영향도 있지 않은가 하는 생각이 든다. 하여간 우리는 피곤해지면 통증이 올라오기 쉬워지는 것이다. 현대인 대부분은 컴퓨터와 스마트폰 없이는 아예 거의 생활을 할 수 없는 상황이다. 나부터도 하루의 엄청난 시간을 쓰고 있지만, 한 번 사용할 때에 너무 오랫동안 들여다보지 않도록 하는 것이 중요한 것 같다. 중간중간 꼭 휴식하고 스트레칭으로 목과 어깨를 풀어주고, 눈의 긴장을 풀어주도록 하자. 특히 스마트폰을 볼 때는 고개를 숙여 보지 말고, 눈높이로 들어 올려 보는 습관을 들이길 권한다.

그리고 이러한 기기에서 나오는 청색광(blue light)이 건강에 좋지 않다는 것은 익히 알려진 사실이다. 빛 쓰레기라고 불리는 청색광은 형광등과 LED에서 많이 방출된다. 그래서 형광등 쓰지 말라는 얘기가 많이 나오는 것인데, 통증이 심할 때는 이러한 빛조차도 자극이 되는 것을 느낀 경험이 있는 분들이 있을 것이다. 그리고 잠자기 전의 청색광은 수면의 질에도 좋지 않은 영향을 미치는 것으로 알려져 있으니, 최대한 조심하는 것이 좋을 듯하다. 나는 요즘은 컴퓨터 작업을 할 때, 될 수 있으면 청색광 차단 안경을 쓰고 일한다. 시중에서 많이 파는 투명한 차단 안경은 효과가 충분치 않다고 한다. 렌즈 컬러가 주황색으로 된, 믿을 수 있는 제품을 골라서 선택하는 게 좋다. 밤에 청색광 차단 안경을 쓰고 늦게까지 일하면, 안 쓰고 일할 때보다 쉽게 졸린다. 몸이 그만 자라는 신호를 보내는 것이다. 그럴 때는 더 일한답시고 버티지 말고 자면 된다.

전자파 또한 내가 신경 쓰는 부분 중 하나이다. 아직 삼차신경통과 전자파의 관계에 관한 연구는 본 적 없으나, 삼차신경통이 매우 예민한 신경질환이라는 점에서, 그리고 건강증진 차원에서 주의할 것을 권한다. 내가 삼차신경통에 걸린 이래, 한의원 등 여기저기에서 전자레인지를 사용하지 말라는 권고를 여러 번 들었기에 나는 십 년이 넘게 전자레인지는 사용하고 있지 않다. 그런데 이것은 전자레인지만의 문제가 아니다.

전자파 측정기는 인터넷 등에서 저렴하게 구할 수 있으니 한번 직접 테스트해보는 것도 좋을 듯하다. 전자파 측정기로 내 생활공간을 측정해보면 소름이 끼칠 정도이다. 눈에 보이지 않는다고 아무 생각 없이 방심하고 있던 공간에 얼마나 전자파가 곳곳에 가득한지 알게 될 것이다. 특히 전기 코드는 장난 아니다. 나는 노트북에 전기 코드를 연결했을 때와 전기 코드를 빼고 배터리 모드로 사용할 때의 전자파 차이가 엄청나게 큰 것을 확인했다. 그래서 노트북으로 작업을 할 때는 반드시 코드를 빼고 쓰고, 노트북을 쓰지 않을 때만 연결해 충전한다.

특히 잘 때, 머리 주변에 전자제품이나 스마트폰을 두지 않도록 한다. 전자제품은 전원을 꺼도 전원코드가 연결된 상태에서는 계속 전자파를 방출한다. 잘 때 전자파가 뇌에 가장 안 좋은 영향을 미친다는 얘기는 여기저기에서 많이 들었을 것이다. 우리는 어찌 되었든 머리 쪽은 특히 신경 써서 최대한 보호해주는 것이 좋겠다고 생각한다.

4. 청결은 내 상태의 바로미터

나는 내가 컨디션이 괜찮은지 어떤지를 아는 척도가 있다. 나도 몰랐다가 어느 날 갑자기 눈치챈 것인데, 나는 컨디션이 좋으면 가장 먼저 청소 및 정리를 한다. 청소를 한다는 것은 상당한 에너지를 필요로 하는 일인데, 그 정도 에너지가 생기면 청소를 하는 모양이다. 반대로 컨디션이 좋지 않으면, 내 주변은 점점 어수선해지기 시작한다. 아예 정리할 생각이 들지도 않고, 기력이 딸려 할 엄두도 안 난다. 다 무의식적으로 나오는 행동이다.

내가 가장 통증으로 시달리던 때는, 그야말로 폐인 그 자체였다. 세수나 양치 같은 행위를 할 수조차 없고, 샤워하는 것도 힘들고 다 귀찮았다. 외모에 신경을 쓸만한 여유는 아예 없었다. 나는 점점 더 지저분해져 갔지만, 그런 것은 아무래도 좋았다. 옷을 갈아입어야겠다는 생각도 들지 않았다.

반대로 삼차신경통 발병 이래 내가 가장 장기적으로 전체적 컨디션이 좋았던 때는, 호텔에 관여하기 전에 교수만을 하던 때이다. (물론 지금 현재가 가장 좋기는 하다. 그 덕분에 책을 쓸 에너지도 있는 것이다.) 그때는 시간도 많고, 재정적으로도 여유가 있었기 때문에, 내 몸을 챙기기가 상대적으로 수월했다. 학교생활도 즐거웠고 내 인생에서 드물게 (병 빼고는) 한가하고 평화로웠던 때였다. 집은 베란다 통창으로 산이 보이는 탁 트인 전경을 자랑하는 조용한 곳이었다. 나 혼자 지내기에 널찍하고 쾌적한 집은, 성실한 가사 도우미가 매주 집에 와서 싹싹 치우고 닦고 해서, 항상 깨끗하고 정돈되고 반짝거렸다. 나도 물론 항상 깨끗하고 세련된 외관을 유지했다.

즉, 아플 땐 사람도 지저분하고 환경도 지저분했다. 상대적으로 건강할 때는 그 반대였다. 이 부분이 환자 가족이 환자를 도와줄 수 있는 포인트이다. 건강할 때 몸도 환경도 청결하고 단정하다면, 아플 때 역으로 주변에서 청결하고 정리된 쾌적한 상태를 만들어주는 것이 도움이 될 것으로 본다. 환경심리를 공부해보면, 이러한 쾌적한 환경이 무의식의 영역에서 사람의 정신건강에 미치는 영향은 지대하다. 나는 풍수지리도 조금 공부하였는데, 결국은 살아있는 사람의 건강과 행복을 위한 좋은 양택 풍수의 기본은 공간의 여유, 정리와 깨끗함에 있었다.

우리 삼차신경통 환자들은 정신적이든 물리적이든, 주변 환경의 자극에 매우 민감하다. 그러나 이 민감성이 사회적 또는 가정 내에서 계속 억눌려있었을 확률이 높기 때문에, 환자는 자신이 스트레스 자극으로 느끼고 있다는 것을 자각도 하지 못하는 상태일 수도 있다. 그러나 수많은 연구결과로도, 나 자신의 경험으로도, 환경은 정신건강에, 그리고 몸의 상태에 은근하면서도 큰 영향을 미친다는 것은 확실하다.

앞서 말한 내가 가장 컨디션이 좋았던 때와 반대로, 가장 안 좋았던 때를 회상해 보겠다. 나는 그때 오피스텔에서 살고 있었다. 당시 부동산에 나와 있는 집이 적어 선택권이 거의 없었던지라, 월세로 1~2년 사는 집이야 아무러면 어떤가 싶어, 창밖으로 유일하게 보이는 것이 옆건물의 회색 벽인 집이었는데도 그냥 들어갔다. 지금은 내가 한 그 결정이 얼마나 나에게 좋지 않은 것이었을지 알지만, 그때는 그런 것을 별로 신경 쓰지 않았다. 환경이 어떻든 '의식적'으로는 웬만해서는 기분이 조금 더 낮고 나쁜 정도의 수준이다. 그러나 '무의식적'으로는 그렇지 않을 수도 있다. 하루 이틀이 아니라, 매우 장기적으로, 그리고 지속적으로 주어지는 자극이기 때문이다. 그래서 환경의 변화로 인한 기분전환이 필요하고, 또한 그것이 효과를 보이는 것인지도 모른다.

본인이 사는 집이나 직장 환경은 내 마음대로 쉽게 바꿀 수 있는 것은 아닌 경우가 많다. 그러나 적어도 어떤 것이 필요하고 중요하다는 것은 인식했을 것이다. 그러므로 주어진 환경 내에서 최선을 다해 개선의 노력을 하자. 쾌적하고 청결하며 정돈된 환경을 만드는 것은, 물론 환자 당사자의 몫임은 틀림없다. 그러나 나의 경험으로는 통증이 오는 때는, 통증에 에너지를 뺏겨 기력이 떨어지고, 행동이 매우 느려지고 무기력해진다. 평소 행동을 속도 1이라고 한다면, 통증기의 행동 속도는 0.5 정도가 되는 느낌이다. 스스로의 움직임을 보면서, 마치 비디오의 슬로 모션을 보는 것같은 느낌이 들 때가 있었다. 이것은 자율신경이 완전히 바닥이라는 뜻이다.

반대로 통증이 거의 없게 되면, 정말 날아갈 것 같은 기분이 든다. 그래서 평소보다 더 활기차진다. 그러면 나는 무의식적으로 내 환경을 더 낮게 만들기 위한 에너지가 생겨, 나도 모르게 청소부터 하는 것이 아닌가 하는 생각을 해본다. 이러한 점을 이해한다면, 환자가 통증에 시달릴 때, 주변에서 해줄 수 있는 일이 무엇일지 힌트가 될 것으로 생각한다.

Q&A 통증과 약/음식

▷통증기가 왔는데, 어찌해야 하나요?

내 나름대로 정리한 대처법은 아래와 같다. 한번에 해결되는 것도 아니고, 모든 경우에 통하는 것도 아니겠지만, 통증을 이기는데 도움이 될 것이라 믿는다.

통증이 올 때는 무조건 잠깐이라도 쉬어야 한다. 스트레스(의식적이든 무의식적이든) 원인을 끊어내야 하므로, 일단은 모든 것에서 뒤로 물러나 쉬어줄 필요가 있다. 몸이 쉬는 것보다, '정신'이 쉬는 것이 더 중요하다. 몸이 아무리 쉬어도 무의식적 스트레스가 올라온다면 소용이 없다. 이런 경우는 차라리 뭔가 다른 (즐겁거나 좋아하는) 것에 집중하는 것이 나을 수도 있다.

몸을 움직일 수 있으면, 움직임에 집중하는 것이 제일 좋다. 통증 때문에 움직이기 어려운 상태라면, 어떻게든 다른 집중할 것을 찾아보자. 이건 평소에 생각해 놓으면 좋겠다. 통증이 올 때, 통증에 집중하는 것은 절대 바람직하지 않다. 그래서 다른 집중할 것을 찾는 것이다.

통증이 오면, 아래와 같은 6가지 자기점검부터 시작하자.

1. 어깨와 턱이 긴장되었는지 확인하고 힘을 뺀다.

2. 얕은 입호흡을 하고 있지 않은지 느껴보고, 입을 살짝 다물고 천천히 코로 깊게 심호흡(가급적 복식호흡)을 한다. 내쉴 때 자연스럽게 입으로 내쉬되, 이것이 어려우면 계속 코로만 숨 쉰다.

3. 목을 조금씩 돌려보고 긴장된 부분을 스트레칭하고 문지르면서 가볍게 푼다.

4. 옷을 더 입거나 온열 기구 등을 사용해 몸을 최대한 따뜻하게 만들어준다.

5. 통증에 몰입하지 말고, 평소에 나를 기쁘고 즐겁게 해주는 이미지를 기억해두었다가 떠올린다.

6. 가능하다면 따뜻한 물을 최대한 많이 섭취한다.

통증이 오면 얼굴 부분에 모든 신경과 정신이 쏠리지만, 이럴수록 머리 쪽에 모든 기가 몰리게 되니 몸의 다른 부분에 느껴지는 감각에 주의를 돌릴 수 있도록 해보자. 하체 쪽으로 집중해 본다. 혹시 나도 모르게 하체가 춥거나 냉기가 있는 것은 아닌지, 발이 시리지는 않은지, 배가 차갑지는 않은지 살펴보자.

내 경우, 통증기 중에 통증이 갑자기 심해지길래 곰곰이 내 몸을 살펴보기 시작했다. 워낙 따뜻한 봄날이라 봄옷을 입고 있었는데, 다리가 시린듯한 느낌이 있다는 것을 깨달았다. 옷장으로 가서 철 지난 보관용으로 넣어두었던 두꺼운 겨울용 기모 바지를 꺼내 입었다. 두꺼운 옷을 입고 나서야 내 다리가 얼마나 차가웠었는지 알게 되었다. 그리고 온열 복대를 꺼내 배에 둘렀는데, 허벅지의 시린 감각이 사라지질 않았다. 손으로 문질러도 나아지질 않아서, 온열 복대를 풀러 허벅지와 무릎 위에 얹어놓으니 따뜻한 감각이 너무 좋았다. 아, 이게 필요했구나. 이런 깨우침과 함께 통증이 조금씩 부드러워져 갔다.

이렇게 본인의 몸을 알기는 어려운 일이다. 그때 전혀 춥다는 느낌을 받지도 않았고, 불편하지도 않았는데 통증이 와서 몸의 감각을 살펴보니 그제야 하체가 춥다는 것을 알았던 것이다. 얼굴을 따뜻하게 해주는 것도 도움이 되나, 통증이 심할 때는 얼굴에 뭔가를 대기도 어렵다. 그러니 빨리 얼굴에서 감각을 돌려 몸 전체를 찬찬히 살펴보자. 특히 하체에 집중하면 길을 찾기가 조금 수월할 수도 있다.

▷극통기가 왔는데, 어찌해야 하나요?

우리 삼차신경통 환자들이 말하는 극통기는 일반인들은 상상하기 어려운 정도의 고통이다. 나는 원래는 침이 잘 안 나오는 편이지만, 통증이 너무 심한 부분만 미친 듯 침이 터져 나오기도 한다. 아예 침을 삼키는 움직임조차도 불가능해, 침을 질질 흘리며 혼자서 떨고 있는 모습을 누군가 본다면 거의 미친 사람처럼 보일 것이다. 가족들이 극통기를 맞은 삼차신경통 환자를 보고 충격을 받는 경우도 많다고 한다. 그 순간에는 아무것도 생각이 안 나고, 나라는 존재 자체가 사라지고 통증만이 존재하고 있는 듯한 느낌이 든다.

평소 극통기에 대한 각오를 다지고 있으면, 심리적 마음가짐이 오히려 극통기가 오기 어렵게 만들 수도 있다. 이런 말을 하면서도 극통기가 얼마나 무서운지 알기 때문에, 극통기의 기억을 떠올리는 것만으로도 몸서리가 쳐지긴 하지만, 두려움이 통증을 올리는 큰 요인임도 기억해두길 바란다. 나는 몇 년 지나고 나니 자세한 것은 잘 기억도 나지 않는다. 사람이란 것이 다 이렇다. 이 극심한 고통도, 극통기도 지나간다. "이 또한 지나가리라."

극통이 올 때는 우선 숨을 쉬기도 어렵다. 상상을 초월하는 통증에 조금도 움직일 수가 없다. 말로만 듣던 극통기를 처음 맞는다면 정신적 쇼크도 이루 말할 수가 없을 것이다. 이럴 때 정신줄을 놓지 말고, 어떻게든 우선 숨을 크게 쉬어야 한다.

극통기는 교감신경이 최고조인 상태이니, 아래와 같은 방법을 통해 부교감신경을 활성화시켜야 한다.

1. 심호흡을 하는 것이 가장 간단하고 빠른 부교감신경 활성화 방법이다. 내쉬는 숨이 부교감신경과 관계되므로 내쉬는 숨이 더 중요하다. 온 몸의 공기를 다 뺀다 싶을 정도로 깊이 많이 내쉰다. 점차 속도를 늦추며 천천히 내쉰다.
2. 얼굴의 통증 말고 다른 신체 감각에 집중한다. 손바닥이나 발바닥을 손톱을 세워 꽉꽉 아플 정도로 누른다. 손가락, 발가락을 누르는 것도 괜찮다. 가능하면 얼굴과 더 멀리 떨어진 발 쪽이 낫다고 생각

한다.

3. 얼굴(신체)에 집중된 정신을 심리 쪽으로 돌리려고 노력해본다. 물론 쉬운 일은 아니다. 무의식과의 전쟁이 쉬운 거였으면 우리가 이리 고생을 할 필요도 없다. 무의식이 내 주의를 계속 몸으로 돌리려고 할 때, 반대로 무의식이 못 보게 하려는 나의 내면의 분노가 무엇일지에 계속 주의를 집중한다.

4. 너무 힘들면 응급실에 가는 것도 한 방법이다. 이것이 그냥 혼자서 참고 넘길 수 있는 수준은 아닌지라, 응급실 등 일단 다른 장소로 물리적 위치를 옮겨보고, 다양한 통증 완화제의 도움을 받는 게 나을 수도 있다고 본다. 수분 섭취가 필요하나, 극통기는 물도 마시기 어려운 상태이므로, 수액을 계속 맞는 것도 도움이 된다.

제3부

삼차신경통을 관리하는
몸/ 마음/ 환경

7장

몸을 관리해야 한다

1. 숨 쉬어야 산다

많은 삼차신경통 환자들이 통증이 극심할 때, 숨을 쉴 수조차 없다는 표현을 한다. 옛날에 TV 뉴스에서 삼차신경통에 대해 잠깐 나오는데, 환자 한 명이 인터뷰하면서, '아플 땐 어떠한 움직임도 할 수 없어서 숨도 죽이고 있다'는 표현을 했다. 나도 아플 땐 그랬다. 움직임을 멈추면서 순간적으로 숨까지도 멈추게 된다. 그리고 통증이 지속될 때는 마치 뭍에 던져진 물고기처럼, 숨을 제대로 쉬지도 못하고 헐떡거리곤 했다.

공부하다 통증학 서적에서 '말초감작화'라는 생소한 단어를 본 적이 있다. 기침, 고개 숙임, 숨 참기 등으로 초래되는 경미한 뇌압의 변화가 예민해진 삼차신경 말단을 자극해 통증을 유발한다는 것이다. 여기에서 '숨 참기'가 통증 유발 요인의 하나인 것에 주목할 필요가 있다. 아무리 아파도 숨을 멈춰서는 안 되는 것이다.

또한, 내가 숨을 상당히 얕게 쉬는 경향이 있다는 것은 몇 년 전에야 알게 되었다. 더 나쁜 것은, 조금 집중을 하거나 긴장을 하는 경우, 거의 숨을 죽이고 있는 것을 눈치챘다. 호흡은 우리의 교감신경과 매우 큰 상관관계가 있다. 들숨은 교감신경, 날숨은 부교감신경을 활성화한다. 앞서 얘기한 것처럼, 삼차신경통은 자율신경과 큰 연관성을 보인다. 숨을 제대로 쉬지 못하는 것은 교감신경을 활성화한다. 전력 질주나 사력을 다할 때, 숨을 멈춘다. 그러나 그 비상 상태가 종료되면, 큰 숨을 내쉬고 몸을 이완시킨다. 이것이 정상적 자율신경의 움직임이다.

우리가 통증으로 숨도 쉬지 못할 지경이 된다 해도, 억지로라도 빨리 몸을 이완시키고 깊이, 천천히 숨 쉬도록 해야 한다. 통증이 올 때는 정신도 없고 어떠한 여유도 없어, 이런 것들은 다 잊어버릴 지경이 된다는 것은 이해한다. 그러나 평소에 이점을 잘 유념해두고 있다가, 실행해야 한다. 가장 중요한 것은 숨을 크게 내쉬는 것이다. 통증이 올 때는 사활을 걸고 부교감신경을 활성화하는 데 총력을 기울여야 한다. 그리고 그중 가장 즉각적이고도 간단하게 할 수 있는 것이 크게 숨을 내쉬는 것이다. 그래서 한숨은 나쁜 것이 아니라 좋은 것이다. 한숨을 내쉬자. 심호흡의 중요성은 아무리 강조해도 지나치지 않다.

교감신경이 활성화되는 가장 큰 요인 중 하나가 스트레스이다. 그리고 스트레스는 우리의 통증을 심화시킨다. 그리고 그것이 다시 교감신경을 더욱 활성화시키는 악순환이 이어진다. 그러니 그렇게 되기 전에 깊은 호흡으로 부교감신경을 올려줘야 한다. 통증이 올라올 때는 어떻게든 빨리 안정을 찾아야 하는데, 가장 빠른 방법은 눈을 감아 자극을 차단하고 조용한 곳에서 심호흡하는 것이다. 눕거나 편안히 기대앉으면 좋지만, 통증이 심하면 단 1cm도 움직일 수가 없는 때도 있으므로, 일단은 가능한 만큼 기대거나 앉아 통증에 몰입되지 말고 조용히 계속 자신의 호흡을 느끼면서 심호흡을 하길 바란다.

나는 복잡한 일상에 치이다가 제주도에 있는 내 별장에 가서 쉬면서, 그때 일부러가 아니라 그냥 절로 자연스러운 깊은 호흡이 되며 공기가 몸에 쫙 들어오는 느낌이 그냥 일반적인 호흡과 얼마나 다른지 처음으로 실감하게 되었다. 아-, 이 정도 공기가 몸에 들어와야 제대로 된 거로구나, 하는 생각이 들 정도였다. 물론 일상생활에서 계속 심호흡을 하게 되지는 않으니, 우리는 일부러라도 신경 써서 호흡할 필요가 있다.

앞서 얘기한 대로 우리는 자율신경의 균형이 깨진 상태라고 생각한다. 무언가의 이유로 무의식적 긴장 상태가 지속되고, 그것이 우리의 통증을 불러일으켰으며, 통증이 다시 교감신경을 자극한다. 내가 여러 가지로 연구한 바, 자율신경의 균형을 맞추고, 부교감신경을 활성화시키는 가장 좋은 방법으로 추천되는 것이 '명상'이다.

명상은 호흡과 함께 우리 내면을 바라볼 수 있는 가장 좋은 방법이다. 호흡이라는 것이 우리가 일상적으로 하는 것인데도, 막상 폐와 뱃속 깊숙이까지 숨을 쉬는 것은 생각보다 쉽지 않다. 그래서 이것도 연습이 필요하다. 나도 바쁜 일상과 성격상, 명상하는 것이 결코 쉬운 일은 아니다. 그러나 잘 안된다고 조급한 마음을 품는 것은 명상의 의미와 배치된다. 그냥 되든 안 되든, 차분히 앉아 숨을 내쉬며 그 들숨과 날숨을 느껴보면 된다. 오만가지 생각이 들겠지만 상관없다. 그냥 모든 것을 있는 그대로, 잘 안되면 안되는 대로, 잘되면 잘 되는대로 받아들이면 된다. 그러면서 계속 조금씩 시간을 내어 명상을 하다 보면, 나름대로 깨닫는 것, 느껴지는 것이 생기게 된다.

나는 명상이 조금씩 익숙해질 무렵, 호흡을 길게 내쉬는 것과 동시에 어떤 차가운 기운 같은 것이 양손에서 빠져나가는 것을 느끼곤 했다. 그게 무엇인지는 모르지만, 마치 내 몸의 나쁜 것이 날숨과 함께 몸에서 나가는 듯한 느낌을 주었다. 아마도 명상을 하게 되면, 각자 다른, 나름의 경험을 하게 될 것으로 생각한다.

2. 목숨 걸고 속체온을 올려라

삼차신경통 환자들이 흔히 가지고 있는 증세 중의 하나가 몸의 냉기이다. 특히 손발이 찬 경우가 많다. 이것은 순환, 특히 말초신경의 순환에 문제가 있다는 것을 방증해주고 있다고 볼 수 있다. 나는 재작년까지만 해도 그렇게 춥지 않은데도 뼛속까지 스며드는 오한을 느끼는 때가 많았다. 마치 벌거벗고 알래스카 얼음 위에 올라가 있는 것 같은 느낌을 줄 정도로 몸 속 깊은 곳까지 한기가 드는 것이다. 옆 사람은 얇은 옷차림에도 아무렇지도 않은데, 나 혼자서 이빨이 덜덜 떨릴 정도로 추운 데는 어찌할 방도도 없다.

추위와의 전쟁은 나 혼자만의 전쟁이 아니다. 삼차신경통 환자들이 가장 많이 가지고 있는 것이 아마도 다양한 종류의 온열기일 것이다. 나도 마치 의료기기 매장을 방불케 하는 다양한 제품을 가지고 있다. 만일 보온에 미처 신경을 쓰지 못하고 있는 초기 환자라면 즉시 온열에 대한 관심을 갖기 바란다.

나는 경락에 대해 잘 알지는 못하지만, 내가 스승으로 모시는 한 분으로부터 많은 배움을 얻었다. 한국 사람이라면 모르는 이가 없을 정도로 유명한 톱탤런트의 부친이기도 한 내 스승님은, 젊었을 때 본인의 건강이 너무 안 좋아 독학으로 병을 고친 분이다. 지금은 팔순에 가까운 고령인데도 나보다 훨씬 더 건강하고 활력이 넘치신다. 내가 그 나이가 되었을 때, 그분처럼 활력 있고 여유 있게 살 수만 있다면 더 바랄 나위가 없겠다.

그분과 만날 때마다 내 손발을 지압해주시며 연결되는 혈자리를 항상 알려주셨건만, 혈자리 하나하나는 도저히 암기할 수가 없었다. 그래도 계속 되풀이하여 알려주시니, 그래도 요기조기 알려주신 자리를 대충 떠올리며 스스로 열심히 지압하는 정도는 되었다. 솔직히 지압이란 표현은 너무 얌전하고, 그분이 누르실 때마다 아파서 눈물을 찔끔찔끔 흘리며 마치 고문당하는 사람처럼 비명을 삼키곤 했다. 그런데 할 때는 그리 아파도, 하고 나면 손발이 뜨끈뜨끈해지고 가벼워졌다.

혼자서 지압을 할 때도, 온도가 낮은 곳, 만져서 안쪽이 딱딱하거나 드득거리며 잡히는 것이 있는 곳을 집중적으로 한다. 어떤 곳은 내가 누르면서도 앗, 소리가 날 정도로 통증이 온다. 이런 곳은 빙고! 더 열심히, 그리고 꾸준히 마사지해줘야 한다. 시간이 오래 걸리긴 하지만, 내 발가락을 열심히 문지르고 마사지 봉으로 꼭꼭 찌르고 하다 보면 후끈후끈해지며 열이 올라온다. 그때는 발이 날아갈 것처럼 가볍고 편안해진다. 혈액 순환이 원활해진 것이다.

내 얼굴 또한 혈액 순환의 문제가 있음을 강하게 느낀 경험이 있다. 나는 온열을 위해서는 물불을 가리지 않고 무엇이든 시도해보고 돈을 아끼지 않았다. 한번은 쑥뜸 온열이 좋다고 하여, 항아리 모양의 훈증 기구를 구입했다. 그런데 이걸 아무리 뺨에 대도 아무런 느낌이 없는 것이다. 통증이 있는 쪽 뺨에 대면 그야말로 무(無)감각 그 자체였다. 너무 이상해서 쑥뜸기 위치를 다른 부위로 옮기면 분명히 너무 뜨거운데, 내 오른쪽 뺨에서는 미지근함도 느끼지를 못하니 이게 도대체 무슨 일인가 싶었다. 그렇게 아무런 감각도 없어도 일단은 계속 훈증을 했더니 몇 달 만에야 간신히 미지근함이 살짝 느껴지기 시작했다.

내 손발도 비슷한 형편이다. 뜨거운 물에 발을 담가도 발끝이 따뜻함을 느끼기까지는 시간이 걸린다. 즉 혈행이 구석구석 빠르게 미치지 못하는 것이다. 그래도 요즘은 다년간의 많은 노력 끝에 상당히 좋아지긴 했다. 온도가 높아지면 혈행이 좋아지며, 혈행이 좋아지면 온도가 높아진다. 혈행이 좋아지는 부분은 건강해진다.

우선 몸의 온도를 높이기 위해서 가장 많이 추천되는 것은 반신욕이다. 그러나 내 경험으로는 반신욕은 주의를 요한다. 건강한 사람들은 혈액의 순환이 빨라 효과가 좋으나, 우리같이 추운 것에 극단적으로 약한 경우에는, 상체 쪽의 추위가 빨리 해소되지 않는다. 그래서 공기 온도가 따뜻하지 않으면 오히려 좋지 않다. 나는 전신욕을 선호하는데, 아무리 전신욕을 잘해도 탕에서 나와서 공기가 차가워 선뜻하면 안 하니만 못한 상황을 많이 겪었다. 엄청나게 뜨겁고 긴 목욕(추천하진 않는다)을 해서 찬 공기가 시원하게 느껴질 정도로 하던지, 아니면 몸이 식지 않도록 공기를 따뜻하게 하든지 즉시 옷을 잘 걸쳐 입든지 해야 한다.

위의 방법은 밖에서부터 몸을 데우는 방법이다. 근본적인 접근법은 몸의 안쪽으로부터 열을 내야 한다. 몸의 안쪽으로부터 열을 내려면 움직여야 한다. 즉, 운동을 해야 한다. 운동의 중요성은 모든 사람이 피력하고 있지만, 막상 꾸준히 하기는 어려운 것이 운동이다. 나는 어렸을 때부터 운동을 잘 했고, 중학교 때는 수영선수를 할 정도였다. 그러나 성인이 되고 나서는, 특히 한국에 귀국하고 나서는 먹고 살기 바쁘다는 핑계로 숨쉬기 운동 외에는 거의 하는 게 없었다. 삼차신경통 발병 이래, 특히 극통기에는 아예 움직일 수도 없었다. 내 몸에서 살뿐만 아니라 근육이 좍좍 빠져나가는 것이 그대로 느껴졌다. 나는 여자치고는 힘이 센 편이었는지라, 병뚜껑을 제대로 못 따는 연약한 분들이 좀 이해가 안 갔는데, 이제 내가 병뚜껑도 못 따는 사람이 되어있었다.

운동은 몸 안쪽에서 열을 내는 최상의 방법이다. 그리고 근육과 근력이 많을수록 열을 내기가 쉽다. 그래서 우리는 운동에 목숨을 걸어야 하는 것이다. 운동을 해서 몸이 더워지면, 통증이 확실히 가라앉는 것을 자주 경험했다. 예전에는 몸에 무리가 가거나 충격이 가해지면 통증이 울리므로, 매우 정적인 운동(요가)을 했다. 그러나 코로나19 사태가 벌어지면서 요가센터를 다닐 수 없게 되었다. 요즘은 통증이 어느 정도 관리가 되고 있으므로, 유튜브 등을 보면서 홈트레이닝으로 여러 가지 운동을 한다. 몸의 기력과 온도를 올리려면, 조금 더 격한 운동이 필요하다는 것을 알게 되어 조금씩 강도를 높였다.

유산소 운동과 근력 운동 두 개가 다 필요하다는 것은 두말할 필요도 없다. 걷기와 등산은 강력히 추천하는 운동이다. 천천히 움직이는 요가는 생각보다 근력을 키우는데도 도움이 되고, 스트레칭과 깊은 호흡을 함께 하므로 이것도 추천하고 싶다. 뭐든 본인의 취향과 스타일에 맞는 방법을 찾으면 된다.

통증기에는 어차피 격렬한 운동은 하기가 어려우니, 운동의 강도도 본인에게 맞게 조절해야 한다. 순간적으로 힘이 들어가는 운동이나 뇌압을 높이는 운동은 조심하는 게 낫다. 그러나 운동할 때 순간적으로 오는 통증이 두려워 운동을 포기해버리는 일은 없어야 한다. 운동하다 아프더라도 포기하지 말고, 조금 쉬면서 다시 시도하는 것이 낫다. 뇌에게 '네가 아무리 그래도 나는 일상생활을 포기하지 않을거야!'라는 메시지를 주는 효과도 있다.

나는 운동 중에 통증이 올까 봐, 그것을 남에게 보이기 싫어서 운동하러 가는 것이 싫었다. 이젠 세상이 너무나 좋아져서, 얼마든지 집에서도 동영상으로 골고루 다양한 운동이 가능하다. 어차피 요즘은 코로나 때문에 나가서 운동하기도 어려운 시절이니 인터넷을 잘 이용해 보자.

운동은 음식과 똑같다. 음식을 안 먹으면 안 되는 것처럼 운동도 안 하면 안 된다. 운동을 할 수 없는 때를 대비한다 생각하고, 움직이는 데 지장 없을 때 반드시 몸(특히 근육)을 차곡차곡 만들고 근력을 저축해 놓아야 한다. 몸의 컨디션과 통증은 반비례한다.

3. 당신은 목이 마르다

내가 통증이 극심할 때는, 입안이 바싹 마르곤 했다. 그냥 일반적인 입마름이 아니었다. 입안에 습기라고는 0.001%도 없이, 혀와 입천장이 붙어 떨어지지도 않을 정도였다. 통증이 심해, 액체를 입에 흘려 넣는 것조차도 자극이 너무 강해 물도 마실 수가 없고, 혀를 움직여 입안을 적시는 것은 더더욱 불가능했다.

사람이 긴장하면 가장 먼저 입이 바싹바싹 마른다. 나는 이 상태가 일상이었다. 삼차신경통이 오래될수록 내 입마름도 점점 심해졌다. 입술도 항상 바싹 말라비틀어져 있었다. 예전에 입술 포진이 생긴 이래, 입술에 보습제도 바를 수 없었다. 무언가를 바르면 당장 입술에 문제가 생겼기 때문이다.

한번은 의사에게 입이 계속 말라 너무 힘들다고 말을 했더니 물을 많이 마시라고 했다. 너무 간단한 대답에 당시는 뭔가 싶었다. 좀 더 의학적이고 전문적인(?) 대답을 기대했기 때문이다. 그래서 너무 단순하고 당연한 그 조언에 대해 크게 의미를 두지 않았었다. 그러나 이제는 그 답이 정답이었다는 것을 안다.

나는 어렸을 때부터 화장실을 자주 가는 편이 아니었다. 나는 그게 그냥 타고난 것이라고 생각했었는데, 아니다. 내가 물을 많이 마시게 되자 그에 따라 화장실도 자주 가게 되었다. 즉, 방광이 큰 것이 아니라 물을 적게 마셔서 화장실을 자주 안 간 것뿐이다.

물먹는 것도 습관을 들여야 한다는 것은 아주 나중에야 깨닫게 된 사실이다. 통증기에는 입안에 무엇이든 넣는 것 자체가 엄청난 부담이고 고통이다. 식사는커녕 물을 먹는 것도 힘들 때가 많다. 그러다 보니 나는 점점 물도 잘 마시지 않게 되었던 것 같다.

호텔 일을 시작한 이래, 통증이 계속 심해지고 나는 급속히 늙어버렸다. 원래 나는 엄청난 동안이라는 소리를 평생 듣고 살았다. 사람들이 항상 내 나이보다 10살 이상 어리게 보았고, 함께 어디를 가던 언니냐고 질문받은 내 친동생(결코 노안도 아니고 아주 미인이다)은 분통을 터뜨리곤 했다. 너무 어려 보이는 것이 콤플렉스인 정도였는데, 한번 파삭 늙기 시작하자 노화 속도는 급격했다. 친척 동생이 한번은 나를 보더니 '언니 얼굴이 제 나이를 찾아가기 시작하네'라고 한마디 했는데, 나도 여자인지라 정말 슬펐다. 주름 하나 없이 반들거리던 내 얼굴은 항상 푸석푸석하고 누렇게 떠 있었다. 온몸이 건조하기 이를 데 없었다.

나는 자율신경에 관해 연구하면서, 교감신경을 낮추고 부교감신경을 활성화시키는 방법 중 하나가 물을 마시는 것이라는 것을 발견하고 나서 물을 좀 더 열심히 마셔보기로 했다. 이때만 해도 내 몸이 물을 얼마나 더 필요로 하고 있는지는 미처 모르고 있었다.

물은 마시지 않아 버릇하면 많이 마시기가 쉽지 않다. 그래서 양을 정해두고 작정을 하고 마셔야 한다. 보통 하루 2리터 정도 마시라고 한다. 하루 6잔을 마시라는 책도 있고, 9잔을 마시라는 책도 있었다. 그래서 나도 어떻게든 그렇게 하기로 하고 열심히 마셨다. 그러나 큰 변화는 없었다. 통증을 어느 정도 관리하면서, 입마름이 조금 나아지긴 했지만 사라진 것은 아니며, 바짝 메마른 입술도 마찬가지였다. 나는 내가 물을 충분히 마시고 있다고 생각했기 때문에, 그냥 병 때문에 어쩔 수 없나보다 하고 반은 포기하고 있었다.

그러다 나는 물을 더 마셔보기로 결심하고 물의 양을 계속 늘렸다. 내가 하루에 마시는 물의 양을 12~15잔으로 늘리자, 그제서야 효과가 나타나기 시작했다. 그렇게 얼마 되지 않아, 누렇던 내 얼굴의 혈색이 나아지기 시작했고 피부에 윤기가 돌기 시작했다. 입마름도 조금씩 나아지는 느낌이었다. 즉 일반적으로 충분하다고 알려진 물의 양이 나에겐 충분한 것이 아니었던 것 같다. 그리고 중요한 것은 통증이 조금씩이긴 하지만 경감이 되었다는 점이다.

여러 가지 책을 읽고 공부를 할수록 물이 얼마나 중요한지를 실감하게 된다. 물에 관한 연구 중에는 물을 많이 마시면 통증 경감에 효과가 있다는 내용도 여기저기에서 나온다. 나도 스스로 테스트해본바 이에 동의한다. 그리고 몸에 맞는 물의 양은 사람마다 다 다르다는 것도 깨달았다. 기계적으로 남을 따라하지 말고, 계속 마시는 물의 양을 늘리면서 내가 마셔야 할 '최대치'(최소한이 아니다)를 찾는 것이 필요하다고 본다. 계속 마시다 보면, 내 몸의 변화가 스스로의 적정량을 알려줄 것이다.

여기에서 중요한 것 또 한 가지는 찬물을 마셔서는 안 된다는 것이다. 어차피 우리는 자극이 강해 아예 찬물은 못 마시는 경우가 많다. 그러나 아직 통증 외에는 별다른 증상이 없는 초기 환자들은 아무 생각 없이 하던 대로 찬물, 얼음물 마시는 사람도 많을 것이다. 앞으로는 반드시 따뜻한 물만을 마시는 것으로 결심하자. 통증에는 찬물은 물론, 뜨거운 물도 자극이 온다. 내 경험으로 봤을 때 가장 좋은 온도는 따끈과 미지근의 중간 정도다. 이 정도가 입안에 넣어도 전혀 자극이 없다. 그러나 자극이 큰 문제가 되지 않는다면, 여름 이외의 계절에는 가급적 따뜻한 물을 마시는 게 좋다.

어딘가에서 물은 반드시 더운물 먼저 붓고 찬물을 부어서 섞어 마시라고 들은 적이 있다. 음양탕(陰陽湯)이라는 거창한 이름도 붙어있다. 이것이 몸에 좋다고 하니, 나는 밑져야 본전이니 좋다고 믿고 그렇게 해서 마신다. 나는 뜨거운 물을 포트에 상시 담아두고, 마실 때마다 찬물과 섞어 마신다. 굳이 음양탕 따지지 않아도 이렇게 하면 아주 편리하게 적당한 온도의 물을 마실 수 있다. 자주 마시면 그냥 자동으로 비율을 맞출 수 있게 된다.

물은 반드시 알칼리 성질을 가진 물을 마셔야 한다. 물은 원래 미네랄을 함유하고 있는 것이 정상이고, 이 미네랄이 물을 알칼리성으로 만든다. 그런데 많은 정수기가 정수를 하면서 아예 미네랄도 싹 없애버린다. 이렇게 되면 물은 산성수가 된다. 내가 이것을 알게 된 것은 거의 10년 전 일인데, 나는 당시 유행하던 독일산 정수형 물통을 사용하고 있었다. 사용하기 간단하고 성능 좋고, 정수기보다 위생적으로 보였기 때문이다.

당시 산성 체질이 질병과 관련 있다고 보고 연구하던 나는, 내가 마시는 물이 어떤지 보기 위해 시약을 사서 테스트해보았다. 내가 정수해 마시던 물은 완전한 산성수였다. 나는 그날로 그 물통을 없애버렸다. 시중에서 파는 물도 생수(spring water)가 아닌 미네랄이 전혀 없는 정수 물(purified water)도 있고, 생수라도 미네랄 함량이 극히 낮은 물도 많다. 그러니 물이라고 아무 물이나 마실 일이 아니다. 뒤에서도 얘기하겠지만, 우리 환자들은 몸 상태가 산성 쪽일 확률이 높다. 그런데 거기에다 몸에 계속 공급하는 물을 산성수로 마셔서는 절대 안 된다. (물 대신 탄산음료나 커피 등을 마시는 것은 물론 더더욱 금물이다.)

그렇다고 물을 한꺼번에 많이 마시는 것은 좋지않다. 한꺼번에 물을 무리하게 과다섭취하는 것 또한 건강에 해롭다. 한 컵씩 자주 마셔야 한다. 목마르다고 느끼는 정도라면 갈증 상태이니 두 컵 마셔도 된다. 그러나 목마르다고 느낄 때까지 기다려서는 절대 안 되고, 목이 마르기 전에 마셔야 한다. 내가 하루에 12잔 이상을 마셔보니, 말 그대로 끊임없이 마셔야 한다. 하루 24시간 중 8시간 수면시간 빼고, 나머지 16시간 동안, 식사 전후 한 시간씩 빼고 나머지 시간을 한 시간에 한잔 이상 마셔야 한다는 얘기이다. 알다시피 한 시간은 눈 깜짝할 새에 지나간다. 쉴 새 없이 마셔야 하고, 그렇게 되면 화장실도 쉴 새 없이 가게 된다. 계속 강조하지만, 내 몸에 맞는 적정선을 찾는 것이 중요하다. 과유불급이라고, 처음부터 욕심내서 억지로 많이 마시면 탈이 날 수 있다. 평소 마시던 물의 양에서 조금씩 늘려가야 한다. 소변의 색이 노란색을 띠면, 탈수상태라는 소리도 있다. 거의 물과 차이 없는 색이 나올 때까지 양을 늘린다. 물을 충분히 계속 마시면 아침 첫 소변의 색도 상당히 맑은 색이 나온다는 것을 알게 되었다.

물에 대해 얘기할 때, 자주 함께 언급되는 것이 '소금'이다. 물을 지나치게 많이 마시면 전해질 균형이 깨져 더 좋지 않다는 얘기는 많이 들어봤을 것이다. 그러나 내가 보기에 우리 일반인이 일상생활에서 탈이 날 정도로 물을 많이 마시게 되겠나 싶은 생각은 든다. 하여간 혹시 모르니, 이 전해질을 보충해줄 수 있는 것이 소금이다. 소금은 그 외에도 우리 몸에 다양한 역할을 해주므로, 소금섭취는 나도 권장하는 바다. 단지 그냥 소금이 아니라, 아주 '좋은' 소금이라는 전제하에 말이다. 나는 앞서 얘기했던 내 스승님이 소금섭취를 강조하시며 주머니에 가지고 다니며 드셔서, 나도 공부를 하게 되었다. 일단 제일 무난한 것은 질 좋은 죽염이다. 이것을 주변에 두고, 조금씩 먹으면 도움이 되고, 짠 기가 몸에 들어가니 물도 더 쉽게 마실 수 있게 된다.

특히 삼차신경통 통증약을 먹는 분 중에 나트륨 결핍 증세가 나오는 경우가 많다. 이런 분들에게도 도움이 되지 않을까 싶다. 한국인이 나트륨 섭취가 과다하다고 염려하는데, 좋은 소금은 오히려 도움이 되니 너무 염려하지 않아도 될듯하다. 문제가 되는 것은 정제염이다.

4. 도리도리의 놀라운 효과

나는 오랜 기간의 투병 생활로 나만의 요령을 여러 가지 익혀왔지만, 통증 시에 무엇을 할지 딱 하나만 고르라고 한다면, 나는 '도리도리'라고 대답할 것이다. 삼차신경통 환자들 대부분이 목과 어깨에 문제를 가지고 있다. 이것이 뇌로 올라가는 신경에 영향을 미치고 있다는 것은 의심의 여지가 없다고 본다. 그래서 목과 어깨를 푸는데 사활을 걸었다. 그러나 아무리 마사지를 받아도, 목 스트레칭을 해도 잘 풀리지 않았다.

그러다 도리도리를 알게 되었는데, 나는 수많은 통증기를 이 도리도리로 버텼다. 통증이 올 때, 도리도리를 하면 통증이 가라앉았다. 물론 지속적인 효과는 아니지만, 응급처치 정도의 효과는 발휘했다. 밥을 먹다가도 통증이 와서 식사할 수가 없게 되면, 숟가락을 놓고 눈을 감고 도리도리를 하고, 통증이 가라앉으면 다시 먹고, 또 통증이 오면 도리도리하고 그런 식이었다. (통증기에 따라 도리도리가 더 자극을 주는 경우도 있으니, 상태 봐가면서 살살하면 된다.)

처음에 도리도리를 익힌 것은 명상센터에서였다. 가부좌를 하고 앉아 도리도리를 하면서 명상을 하는 것인데, 이것이 나에게 아주 잘 맞았다. 사실 나는 생각이 너무 많아서, 명상이 너무 힘들었다. 센터에서는 트레이너가 인도를 하고 분위기상 딴짓을 할 수가 없으니 좀 되는데, 집에서는 앉아서 명상하고 있으면 오만 생각이 다 떠올랐다. 할 일이 계속 생각나 벌떡벌떡 일어나곤 하여, 당최 가만히 앉아있기가 어려웠다.

그런데 도리도리를 하면서 명상을 하니, 오히려 집중이 잘 되었다. 보통은 호흡에 집중을 하는데, 도리도리를 하면 온통 목에 내 마음이 집중되었다. 처음에는 어찌나 목에서 엄청난 소리가 나는지, 내 목이 온전하겠나 싶은 생각까지 들 정도였다. 실제로 처음에 도리도리를 시작하고서는 마치 어쩌다 오랜만에 등산 한번 갔다 오면 근육통이 느껴지는 것처럼, 목에서 그런 근육통이 느껴졌다.

지금은 나는 밤에 도리도리 명상을 잠깐 하고 잠자리에 드는 습관을 들였다. 이렇게 목의 긴장을 풀고, 명상하며 마음의 긴장도 풀고 잠을 자면 훨씬 잠자리가 편안하다. 도리도리는 처음부터 세게 해서는 안 된다. 이것도 나름 운동이므로, 목 근육통이 올 수도 있고 무리를 줄 수 있으므로, 시작은 살살 가볍게 하면서 점차 강도를 높여가는 것이 좋다.

도리도리를 워낙 오래 하다 보니, 나 나름대로 여러 가지 버전을 만들어서 하고 있다. 그리고 앉아서 하는 것뿐만 아니라, 목침을 이용한 누워서 하는 도리도리도 할 수 있다. 나는 다양한 목침을 사용하는데, 처음 시작할 때는 기본적인 반달형 편백 목침을 쓰면 된다. 이것은 일자목이나 거북목을 개선하는데도 큰 도움이 된다. 방법도 쉽다. 편안히 누워서 목침을 목 아래 놓고 (머리 아래 아님) 도리도리를 하는 것이다. 목침을 살짝살짝 위아래로 이동하면서 아프거나 시원하게 느껴지는 부위를 집중적으로 한다.

그러나 먼저 얘기한대로 우리 병을 단지 한 부분만을 바라봐서는 안 된다. 목의 관리가 관건이기는 하지만, 그것이 전부는 아니다. 목과 어깨가 왜 그렇게 되었을지 생각해야 한다. 나는 오른쪽으로 삼차신경통이 온 케이스인데, 발병 이래 나를 관찰해 보니 모든 것이 오른쪽이 더 안 좋다는 것을 느꼈다. 쑥뜸을 했을 때도 오른쪽 뺨의 혈행이 거의 절망적 수준이라는 것은 느꼈지만, 긴장도에 있어서도 오른쪽이 더 심했다. 오른쪽 뺨의 근육이 훨씬 딱딱하고 튀어나와 있었다. 통증이 괜찮을 때 마사지 롤러로 문질러보면, 오른쪽의 우드득거리는 느낌이 훨씬 심하다. 목과 어깨도 마찬가지이다.

우리 몸의 비대칭은 생각보다 우리에게 영향을 주고 있을지 모른다. 일단 먼저 보이는 것은 좌우 비대칭이나, 의외로 상하 비대칭은 사람들이 전혀 인지를 못 하는 부분이다. 우리는 항상 직립하고 있기 때문에, 중력에 의해 모든 것이 아래로 쏠린다. 어리고 젊을 때야 별 상관이 없는데, 중력이 끊임없이 우리의 모든 것을 아래로 끌어내리는 상태에서 몇십 년이 지나가면서 문제가 계속 발생한다. 혈액과 체액도 하체 쪽으로 쏠리며 순환이 원활하지 못하게 된다. 오래 서 있거나 앉아있는 직업을 가진 사람들이 하지정맥류 등에 잘 걸리는 원리를 생각하면 된다. 우리의 장도 아래쪽으로 계속 쏠린다. 혈행과 순환이 잘 되는 곳은 병이 생기지 않는다는 것을 생각한다면, 우리의 목과 얼굴, 뇌 쪽의 순환이 문제가 있다는 것은 쉽게 유추해볼 수 있는 일이다. 그러므로 우리는 머리 쪽에 피가 잘 올라가게 하고, 순환이 잘되게 하는 방법을 계속 찾아야 한다.

가장 간단하고도 효과적인 방법은 물구나무서기이다. 처음에는 헬

스클럽에 있는 거꾸리를 애용하곤 했는데, 나에게 별로 맞지는 않았다. 그 후 요가를 하면서 요가의 왕이라고 불리는 머리서기 자세를 배웠다. 팔뚝과 머리로 중심을 잡고, 똑바로 물구나무를 서는 것이다. 이 자세를 익히기까지 2년이나 걸릴 정도로 쉽지 않은 것이었는데, 막상 할 수가 있게 되니 머리에 압이 올라가서 통증을 자극하여 도저히 할 수가 없게 되어버려 억울했다.

그 후에 플라잉 요가를 배웠다. 플라잉 해먹에 올라가서 몸을 거꾸로 세우는 박쥐 자세라는 것을 배우니, 비로소 이거다 싶었다. 해먹으로 어깨를 감싸고 마치 박쥐가 천장에 거꾸로 매달려 있는 것처럼 공중에 대롱대롱 매달리는 것인데, 해먹천이 어깨는 하체 쪽으로 누르고 목과 머리는 바닥 쪽으로 허공에 매달려 떠 있는 상태이다. 천천히 동작하므로 머리에 급격한 압이 차는 일이 없고, 오직 내 머리 무게만으로 목을 늘리니 매우 안전하고 좋았다. 그런데 이것도 문제가 있었는데, 바로 플라잉 해먹이라는 도구가 설치되어 있어야만 가능한 것이다. 센터에 가서 한 번에 몇 분 남짓, 일주일에 한두 번으로는 많이 부족했다. 그 후에 친한 지인이 똑같은 원리로 아주 간단하게 집에서 할 수 있는 기구를 소개해줬다. 진짜 고맙기 그지없는 발명품이었다. 구입해서 사용해보니 완전 신세계라, 우리 삼차신경통 환자들에게 알려주고 싶어 카페에서 공동구매까지 진행할 정도였다. 요즘도 하루에 두세 번씩 왔다 갔다 하면서 물구나무서기를 한다.

운동할 때에도, 상체 쪽으로 혈액을 올리는 데 신경 써야 한다. 움직이고 근육에 힘이 가해지는 부분에 혈액이 올라가므로, 걷기 등을 할 때도 하체만 움직이지 말고 최대한 팔도 열심히 움직이면서 운동하는 게 좋다.

　나는 몸의 긴장을 푸는 데 애쓰고 있으나, 이 긴장은 하루 이틀에 생긴 것도 아니고, 무의식 차원에서 형성이 된 것이라 풀기가 쉽지 않다. 의식적으로 릴렉스한다고 되는 게 아니다. 도리도리와 스트레칭, 명상은 몸의 긴장된 근육의 이완에 많은 도움이 된다. 우리는 몸의 긴장된 근육을 풀어주고 온도를 높여주며 순환을 원활히 하는 근본적인 노력을 꾸준히 기울여야만 한다.

8장

마음을 다독여야 산다

1. 예민해도 괜찮아

나는 내가 예민하다는 것을 한국에 귀국하고 나서 처음으로 알았다. 나는 오랜 해외 생활을 잠시 접고 2002년에 조금 갑작스럽게 귀국을 하게 되었다. 이때는 영구귀국을 할 생각은 전혀 없었다. 한국에 계신 어머니 친구분의 사업을 도와드리기로 하고, 길어야 몇 년 정도만 예상하고 귀국을 했다. 나는 미국에 살 때도 몇 년에 한 번씩은 한국에 놀러 왔는데, 올 때마다 즐겁게 지내다 갔다. 그런데 살러 온 한국은 전혀 다른 세상이었다.

생활 스트레스가 너무나 컸다. 외국에서 오래 살다 온 내 눈에, 사람들은 너무나 공격적이었고 매너가 없었다. 미국의 넓고 조용한 주택에서 살다가, 다닥다닥 붙은 단지의 작은 아파트에 들어가니, 온 사방이 소음이었다. 괴팍한 옆집 할머니와 복도식 아파트를 다니면서 거리

낌 없이 떠들고 소음을 내는 사람들은 도대체 어떤 생각을 하고 사는 것인지 이해를 하기도 어려웠다. 내가 무슨 요조숙녀도 아닌지라 매너 타령할 생각은 별로 없지만, 기본 에티켓 정도도 지켜지지 않는 데에는 돌아버릴 지경이었다. 남에 대한 배려는 찾아보기도 어려웠고, 무신경했다. 요즘은 20년 전보다 생활 수준도, 매너 수준도 높아진데다, 나도 한국에 적응해 사는데 별 지장을 느끼지는 않지만, 당시는 그랬다. 다른 사람들에게는 아무렇지도 않은 많은 것들이 거슬리고 힘들었다.

나는 사실 삼차신경통 발병 전까지는 내가 좀 둔하다고 생각하며 살았다. 내 몸에 대해서도, 내 마음에 대해서도 무감각한 것들이 많았다. 무감각하다는 것조차 인지하지 못했다. 나중에서야 나의 예민함을 알아채기 시작하면서 그 전까지 매우 무감각하게 살았다는 것을 깨닫게 되었다. 내 병이 심인성이며, 마음과 매우 밀접한 관련이 있다는 것을 알게 되면서 나는 본격적으로 내 마음에 관한 공부를 시작했다. 그러다 결국은 심리학과 박사과정까지 마쳤다. 아직도 갈 길이 멀지만, 심리를 공부하고, 마음공부를 시작하면서 내가 얼마나 나 스스로를 억누르고 살았는지도 조금씩 알게 되었다.

나는 태어나기를 예민한 성격으로 태어났을 것으로 생각된다. 그러나 내가 어린 시절을 보낸 격동의 70년대는 아이의 예민함을 알아차려 주고 보듬어줄 정도로 여유가 있는 시대가 아니었다. 후진국에서 개발도상국으로 한창 발돋움을 하던 그 시대는, 아직은 먹고 사는 생존이 더 큰 화두인 시기였다. 더욱이 우리 집은 직업군인으로 6·25 참

전용사였던 아버지가 일찍 전역한 후 사회에 제대로 적응을 못 하고, 우리 어머니가 모든 생계를 꾸려나가야 했다. 어머니는 생활에 치이고 있었고, 나이 차이가 많은 오빠 빼고는 나와 내 동생은 방목에 가까웠다. 내 기억에도 아이의 예민함이 받아들여질 만한 가정 분위기는 아니었다.

나는 어머니에게 인정받는 착한 아이가 되었다. 나는 예민함을 점점 원만함과 무던함으로 덮기 시작했다. 그 덮개는 너무나 오랫동안 단단하게 둘러쳐져서, 나조차도 그 안에 무엇이 들어있는지 완전히 잊어버리고 존재 자체를 모르고 있었다. 혹시라도 튀어나올까 너무 두껍게 덮다 보니, 무던함은 거의 무감각의 경지까지 흘러갔다. 나는 나에 관한 공부를 시작하고 나서야, 내가 무엇을 느끼는지조차 감각이 안 될 정도라는 것을 알게 되었다. 천성의 예민함이 사라질 수는 없는 법이라, 내가 디자인을 할 때나 외부에 시선이 향할 때 그 민감성은 예리하게 빛났다. 그러나 나의 내부를 바라볼 때는, 아예 깜깜한 것이었다. 그저 무감각했다.

자각은 못 하고 있었지만, 나는 나의 예민함을 못 견디게 고통스러워했다. 정신적이든 물리적이든 외부의 자극에 너무나 민감했고, 상처받기 쉬웠다. 그런데 문제는 이 정도로 예민하면 사람이 까칠해지기 마련인데, 나는 그러지도 못했다. 전에 다른 삼차신경통 환자가, 본인은 '예민하지만 원만하다'는 표현을 하는 것을 본 적이 있다. 나도 그렇다. 예민한데도 워낙 충돌과 갈등을 싫어하다 보니 다 원만하게 받아들였다. 즉, 티 내지 않고 참았다.

심리와 심인성증후군에 대해 공부를 하니, 바로 이런 성격이 내 병을 만들어낸 주범 중 하나라는 것을 알게 되었다. 나는 의식적으로는 스트레스받기 싫어 나를 자극하는 상황이라도 그냥 참고 넘기지만, 내 무의식에서는 이것이 도리어 엄청난 내적 충돌을 일으키고 내면의 아이를 화나게 만드는 것이다. 나는 어렸을 때부터 싸움할 줄을 몰랐다. 싸워야 할 일이 생겨도 머릿속이 하얗게 되어 아예 아무 말도 못 하게 되는 것이다. 나중에야 해줬어야 할 말들이 조목조목 떠올라 억울함에 밤잠을 설치곤 했다. 이것은 성인이 되어서도 마찬가지라(정확하게는 한국에 귀국한 이후), 부당한 억지 쓰는 사람들과 똑같은 수준으로 상대하는 게 싫어 내가 그냥 점잖게 참고 손해를 감수하곤 했다. 그러나 이것은 나의 가슴안에는 억울함이 차곡차곡 쌓이게 했다.

　내 동생은 나와 반대이다. 심리검사를 하면 내 동생은 타고난 파이터로 나온다. 어릴 때는 내가 싸울 때 옆에서 대신 싸워주곤 했다. 싸움에 자신감이 있는 애라 거침이 없어, 나 대신 싸워줄 때는 이렇게 든든한 아군이 없다. 문제는 이 파이터 기질이 나를 향할 때이다. 자매 두 명이므로 둘이 제일 많이 싸우는 건 당연했다. 나는 싸우는 게 싫지만, 언니의 체면상 질 수도 없었다. 그러나 공격적 성향이었던 동생 또한 절대 지지 않았다. 싸움 자체는 일일이 기억도 안 나는데, 숨어있던 분노는 아직도 올라올 정도이다. 나는 내 동생을 아끼고 사랑하고 있고, 지금은 둘 다 나이도 먹을 대로 먹어 서로에게 너그러우나, 동생과의 평생에 걸친 이런저런 갈등은 여전히 내면의 큰 트라우마 중 하나로 남아있다. 아마 내 동생도 마찬가지일 것이다.

200

어쨌거나 세상을 씩씩하게 잘 살려면 강해져야 한다고 생각했다. 예민한 사람들이 보통 소극적이고 수동적인 경향이 있는데, 나는 이 점에서는 정반대였다. 실은 내향형 성격인데도, 외향적으로 살았다. 나는 항상 적극적이고 앞에서 총대를 메는 스타일이었다. 뭐든지 남보다 앞서 하는 편이었다. 적극적이고 자기표현을 확실히 하는 것을 선호하는 미국식 사회성을 기른 영향도 있을 것이다. 미국 대학에서는 수업 시간마다 과제에 관해 토론한다. 그런데 입을 다물고 있으면, 학점이 제대로 안 나왔다. 나는 항상 에너지가 넘친다는 소리를 듣고 살았고, 강해 보이는 스타일이라는 소리를 자주 들었다. 그런데 사람들이 조금 깊이 나를 알게 되면 의외로 여리고 정감이 있다는 말을 했다. 그러나 나는 강함이 좋았다. 나는 내가 겉도 속도 모두 강했으면 했으나, 그것은 내 천성에 반하는 바람이었다. 그리고 그것은 나의 내적 충돌과 갈등을 계속 증폭시켰을 것이다.

예민한 사람들에 관한 책들을 읽으면서, 내가 실은 얼마나 자극에 민감하고, 여리고 상처받고 깨지기 쉬운 성격인지 깨닫게 되었다. 크리스탈 인형을 마치 쇠로 된 인형처럼 취급한 것이나 마찬가지였다. 나는 나를 그렇게 막 다루면 안 되었다. 나는 나의 예민함을 마치 내가 가지고 있어서는 안 되는 치부처럼 여겼다. 나는 내가 그리 쉽게 상처받고 힘들어하는 것을 용납하기가 어려웠다. 그래서 마치 안 그런 것처럼 철저히 나의 내면을 외면했다.

이제 나는 예전의 나에게 진심으로 미안하게 생각한다. 또한, 나의 예민함을 짓밟고 무시해버리려고 했던 과거의 나를 용서한다. 그리고 내가 나의 예민함을 죄악시하게 만든 모든 사람과 상황을 용서한다. 모두 악의가 있거나 의도한 것이 아니라는 것은 이제 내 무의식도 깨달을 때가 되었다.

아마도 다른 삼차신경통 환자들 또한 나와 비슷한 상황에 있는 분들이 있을 것이다. 예민함을 스스로 인지하고 있든 아니든, 나의 예민함은 눌러야 할 존재가 아니다. 한국은 집단주의적, 관계주의적 사회라, 개개인의 특성은 집단에 눌려버릴 때가 많은 곳이다. 요즘은 그래도 예전보다는 개인의 특성과 개성이 존중되는 편이긴 하지만, 여전히 한국은 '튀는 못이 정 맞는다'는 사회다. 그러다 보니 예민함은 사회적으로 받아들여지기 어려웠고, 예민한 사람들은 그것을 억누르고 살든지 까칠하다고 욕먹고 살든지 둘 중의 하나였다. 우리 삼차신경통 환자들은 대부분 전자였을 것이다. 이제는 말해주고 싶다, 예민해도 괜찮다고. 예민함은 나쁜 것이 아니라, 남들이 보지 못하는 많은 것을 섬세하게 알아차릴 수 있고 배려해 줄 수 있는 큰 장점이라고.

그렇다고 까칠해질 필요는 없다. 까칠함은 평화를 사랑하는 우리의 본성에 역행한다. 중요한 것은 억누르지 않는 것이다. 억누르지 않고, 우리의 타고난 면들을 담담히 바라볼 때, 억누르는 대신 너그럽게 받아들일 수 있는 성숙함이 자리를 잡게 될 것이다.

2. 착한 사람이 될 필요는 없다

심인성증후군을 가진 환자들의 특징 중 하나가 선하다는 것이다. 물론 성격적 특성이야 개인에 따라 매우 다양할 것이지만, 일단은 기본적으로 선하고 성실하다. 일을 잘 해내고 싶고, 성취하고 싶고, 성공하고 싶은 특성을 보이긴 하지만 경쟁적이거나 공격적이지 않다는 점에서, 심리학에서 A형 성격(혈액형 아님)이라고 규정되는 경쟁적이고 공격적인 성격과는 확연히 구분된다. B형 성격은 그 반대로 느긋하고 여유로운 성격을 말한다. 그래서 심신의학 책에서는 일반 심리학 책에서는 거의 본적이 없는 'T형 성격'이라는 것으로 심인성증후군 환자들의 성격을 분류하기도 한다.

우리가 흔히 말하는 '착하고 성실하게 살고 남에게 못 할 짓 한 적 없는' 사람들이 심인성증후군에 걸린다. 왜냐하면 착하게 살기 위해서는 많은 것을 참고 억눌러야 하기 때문이다. 우리가 흔히 '병에 걸려 마땅하다'고 생각하는 못되고 성격 더럽고 남에게 못 할 짓 하는 사람들이 병에 안 걸리는 이유는, 그들은 억누르지 않기 때문이다. 참지를 않으니 쌓여서 병이 될 일도 없는 것이다. 대신 그들은 고혈압에 걸리거나, 뇌출혈이나 심장 쇼크 등 한 방에 훅 가는 병에 주로 걸리곤 한다.

내가 삼차신경통 환자를 개인적으로 많이 겪은 것은 아니지만, 내가 만난 환자들은 하나같이 선하고 성실한 것이 한눈에 드러났다. 나부터도 항상 선하고 진실되게 산 것을 인생의 가장 큰 자부심이자 내 삶의 가치라고 생각하고 있다. 나는 항상 남에게 친절하려고 노력하며 살았다. 남에게 친절하게 하고 남을 도와줄 때, 큰 기쁨과 보람을 느꼈다.

그런데 심리학적인 면에서 보면, 정반대의 해석이 나올 수도 있다. 남에게 친절한 것이 과연 나에게도 친절한 것인가, 하는 것이다. 나는 어렸을 때부터 거절 장애가 있었다. 남이 무언가 부탁을 하면 거절을 못 했다. 돈 빌려달라는 것을 거절 못 해, 떼인 그 돈을 어렸을 때부터 차곡차곡 모아서 저축하든 투자하든 했으면, 난 지금 큰 부자가 되어 있었을지도 모른다. 남에게 싫은 소리도 할 줄 모르고, 나는 다른 데서는 똑 부러지는데, 인간관계에 있어서만은 호구이기 일쑤였다. 그래도 나는 좋은 사람이 더 많다는 것을 위로 삼았다. 그리고 가만 보아하니, 나를 속이거나 이용한 사람들이 잘되는 것을 거의 본 적이 없다. 남에게 못 할 짓 하며 사는 것보다는, 차라리 내가 당하고 사는 것이 낫다고 생각했다. 나는 그렇게 사는 것이 옳다고 생각하는 데에는 추호도 변함이 없다. 그러나 내 무의식 안에 살고 있는 아이도 과연 나의 그러한 생각에 동의하고 있을지는 의문이다.

상담심리학에서 무의식을 논할 때 나오는 예가 하나 있다. 어린 아기를 키우는 부모의 이야기이다. 아기는 너무나 귀엽고 사랑스럽다. 부모는 온 마음을 다해 아기를 사랑으로 키운다. 아기는 밤중에도 시시때때로 울며 부모를 깨우고, 부모는 피곤한 몸을 이끌고 젖을 주고 기저귀를 갈아주며 보살핀다. 부모는 전혀 개의치 않으며, 사랑하는 아기를 위해서는 당연하고도 기쁜 일이라고 생각한다. 실제로도 그렇다. 아기를 보살피는 것은 기쁨이지 고통이 될 수 없다. 그러나 부모의 내면의 무의식에 있는 아이는, 그러한 모든 것에 분노하고 또 분노한다. 그러나 사랑스러운 아기에게 화를 낸다는 것은 있을 수 없는 일이므로, 의식의 차원에서는 부모는 자신이 화를 내고 있다고는 꿈에도 생각 못 한다….

심신의학에서는 여기에 뒷이야기가 조금 더 있을 수 있다. 부모는 어느 날 갑자기 시작된 몸 한 부분의 통증이, 아기에 대한 분노와 관련 있다는 것은 상상도 하지 못 한다. 그리고 원인도 알 수 없는 통증에 병원을 전전한다. (그냥 예로 든 이야기일 뿐, 아기를 돌보는 것 자체에 대한 분노로 심인성 증상이 나오지는 않을 것으로 생각하긴 한다. 단지 직장 등 사회생활이나 다른 활동에 의한 스트레스가 겹쳐 몸과 마음이 힘들고 피곤한데, 아기까지 돌봐야 한다면 내면의 갈등은 증폭될 수밖에 없을 것이라는 뜻이다.)

어쨌거나 나는 이런 것을 다 알아도, 어떻게 하지는 못한다. 갑자기 못되어지고 이기적으로 사는 것은 불가능하다. 그렇게 살고 싶지도 않고, 그렇게 살아서도 안 된다. 사람은 본능으로 사는 것이 아니다. 자신의 본능(이익)에만 충실히 사는 사람들을 우리는 흔히 '짐승 같은 인간'이라고 부른다. 우리는 본능을, 우리의 내면의 빛으로, 성숙하고 아름다운 '본성'으로 승화시켜야 한다. 나는 이것이 사람으로 태어나서 죽을 때까지 노력해야 할 부분이라고 믿는다.

우리가 이러한 내면의 분노를 자기 파괴적이지 않은 방법으로 보듬고 정화시킬 수 있는 방법은 매우 많다. 필요하다면 믿을만한 사람과의 심리상담도 추천할만하고, 다양한 교육 프로그램들도 있다. 명상은 가장 좋은 방법 중 하나인데, 처음부터 좀 제대로 배워서 하는 것이 더 효과적일 듯하다. 책이나 동영상 등 자료는 얼마든지 있다.

내면의 분노를 다스리는 정말 간단한 방법을 하나 소개한다. 심리학에서 분노는 굉장히 큰 에너지로 취급된다. 에너지는 그냥 저절로 사라지지 않는다. 이것은 어떤 식으로든 분출이 되어야 한다. 그렇지 않으면 내면에서 언제 터질지 모르는 활화산처럼 계속 부글부글 끓으며 올라올 기회만 노리다가, 우리에게 각종 문제를 일으킨다. 참는 것이 가장 좋지 않으나, 내 성질대로 살 수는 없는 것이 인생살이다. 그래서 약간 저차원적(?)이긴 하지만 분풀이를 하는 방법이 있다. 샌드백을 주먹으로 힘껏 치거나, 막대기로 방석을 내려치는 것, 차 안에 들어가 모든 문을 잠그고 핸들을 내려치며 소리를 지르는 것 등, 어디서 본듯한 이런 방법들이 가장 손쉬운 방법이다.

이런 폭력적 분풀이는 완전한 해결책이라고 하긴 어렵고, 오랫동안 쌓이고 쌓인 묵은 스트레스에는 효과가 없다. 단지 너무 화가 나서 견딜 수 없는 일이 생길 때, 그 즉시 응급처치 수준으로 사용하는 정도로는 사용할만하다고 본다. 폭력적으로 감정을 해결하는 것은 점점 폭력성을 가중할 뿐이라는 의견도 있으나, 나는 우리 삼차신경통 환자들의 성정 상, 폭력적 성향이 되는 것까지 걱정할 수준은 아니라고 본다.

나는 거의 십 년 전에 한 심리상담가가 준 플라스틱 파이프를 아직도 가지고 있다. 너무 화가 날 때, 그 대상을 생각하며 두꺼운 쿠션을 내리치는 용도이다. (사실 심리상담가는 큰 봉제 인형을 사서 때리라고 했는데, 막상 큼직하지만 귀여운 곰돌이 인형을 사놓고 보니 도저히 내리칠 수가 없었다. 그 인형은 이후 그냥 집에 장식용으로 잘 모셔두고 있고, 두꺼운 쿠션을 다시 샀다.) 내가 실제로 써본 것은 한두 번정도밖에 없으나, 상비약(?) 같은 느낌으로 그냥 가지고 있다. 철물점에 가면 세탁기 호스용으로 나오는 약간 딱딱한 플라스틱 파이프를 원하는 길이만큼 잘라준다. 몇천 원 안 하니 원하면 나중에 한번 무언가에 화가 머리끝까지 치밀어오를 때 테스트해보기 바란다. 그 용도로 쓰기에는 안전성 면에서 이것만 한 것이 없다.

존 사노 박사의 연구에 의하면, 환자들 중에서 자신의 증세가 심인성이라는 것을 받아들이는 사람들은 불과 10~20%에 불과하다고 한다. 그리고 많은 사람이 그 개념에 한사코 반대한다고 했다. 지금은 심신의학이 그나마 좀 알려진 편이긴 하지만, 처음에 사노 박사가 이 개념을 연구하고 발표했을 때, 의학계 주류로부터 철저히 배척당했다. 논문조차도 실어주는 곳이 없어, 할 수 없이 책으로 냈다고 한다. 내가 사노 박사의 책을 처음 접했을 때도, 당시 한국에서는 개념 자체를 들어본 사람이 거의 없었으리라 생각한다.

환자들조차도 자신의 병이 심인성이라는 것을 거부하는 경우가 많은데, 이유는 두 가지를 꼽을 수 있다. 하나는 심리와 관련된 장애는 사회적으로 이상한 취급을 받는다는 것이다. 한국은 이것이 특히 심하다. 정신과 진료 기록을 남기는 것은 큰 오점으로 취급된다. 심리상담을 받는다 해도 쉬쉬하기 일쑤이다. 이것은 인간에 대한 무지함이 빚어내는 안타까운 일이다. 무의식에서 자유로울 수 있는 사람은 단한 명도 없고, 심인성증후군은 그 누구나 걸릴 수 있는 장애이다. 사노 박사는 '모든 사람'이 심신 증상을 경험한다고 주장한다. 나 또한 그에 동의한다. 스트레스를 받으면 위장 장애가 생기거나, 몸의 여기저기에 이상이 생기는 것은 흔하디 흔한 일이다.

내가 한국에서 계속 살아본 바, 우리나라 사람은 모두 정기적으로 심리상담을 받아야 한다고 생각한다. 우리나라에만 '홧병'이 있는 것을 봐도 알 수 있다. 한국은 화가 많은 사람도 많고, 사람 속에 화를 쌓이게 만드는 데가 있는 사회이다. 심인성증후군의 영향은 우리가 상상하는 것보다 훨씬 더 광범위하다. 정부나 건강보험공단이 다른 질병 치료에 투입하는 예산 일부분만 국민의 정신건강 관리에 힘을 쏟는다면, 훨씬 더 많은 질병을 치료하고 예방할 수 있으리라 확신한다.

두 번째는 심리적인 이유로 장애가 생겼다고 하는 것을 환자 스스로가 받아들이지 못하는 점이다. '마음으로 인한 병'이라는 것이 과연 용납되는 분위기인지 아닌지는 굳이 말 안 해도 모두 알 것이다. 게다가 심리적인 문제로 병이 생겼다는 것을 인정하는 것은, 마치 정신이상 진단을 받아들이는 듯한 수치심을 느낄 수도 있다. 심인성 증상은 정신병과 같은 이상심리와는 전혀 상관도 없는 것임에도 불구하고 말이다. 오히려 사회적으로 너무 선하고 정직하고 책임감 있게 남을 배려하다 탈이 난 것인데, 본인조차도 이 개념을 거부하고 치료의 가능성을 외면한다면, 그것 또한 억울한 일이 아니겠는가.

끝으로 만일 이 책을 읽으면서 본인 스스로에게 짚이는 게 있어 심리상담을 받아볼까 하는 생각을 하는 독자들이 계실까 하여 한마디

덧붙이고자 한다. 삼차신경통 환자들이 병원에 다니면서 의사에게 상처받는 일은 너무나 많다. 물론 훌륭한 분들도 많지만, 인성이나 자격이 의심받을만한 의사들도 있는 것이 현실이다. 나는 그냥 이건 어느 분야든지 별의별 사람들이 다 있는 이 세상에서는 어쩔 수 없는 일이라고 생각한다.

심리상담 분야도 마찬가지이다. 나는 심리에 관심을 두게 되면서 나름대로 여기저기 심리상담가들을 만나, 개인 심리상담 또는 그룹 코칭이나 집단 교육을 받은 적이 있다. 그중에는 훌륭하고 도움이 되는 분들도 있었지만, 정말 형편없는 사람들도 있었다. 나중에 내가 본격적으로 상담심리학을 공부하면서 돌아보니, 그들이 얼마나 엉터리였는지 확실히 알게 되었다. 기본도 제대로 되어있지 않은 경우도 있었다. 지금 생각하면 도대체 그들은 뭘 믿고 다른 이의 심리를 상담해주겠다고 나섰는지 알 수가 없다. 심리상담가의 선택은 매우 신중하게 해야 한다. 의료활동도, 심리상담도, 돈을 받고 하는 일이긴 하지만, 결코 돈벌이 자체가 목적이 되어서는 안 되는 분야라고 생각한다.

의학이든 상담심리학이든, 아픈 사람들을 상대하는 분야이다. 결코 쉬운 일은 아니다. 사명감과 인내심, 그리고 겸허함이 없이는 타인을 고치기는커녕 도리어 상처를 입힐 수 있다는 점을 이 분야에 계신 분들께 당부드리고 싶다. 물론 세상에는 자신을 돕는 사람들을 상처 입히는 환자들도 드물지만, 있다. 어디든 수준 이하의 사람들은 있다. 우리는 그러지 말자. 조금 겪어 봐서 아니다 싶으면, 빨리 손절하고 떠나면 그뿐이다.

말 나온 김에, 혹시 이 책을 읽는 의사 또는 관련 분야 종사자들이 계시다면, 추천하고 싶은 책이 있다. 앞서 언급한 적이 있는 일본 자율 신경 전문의사 고바야시의 저서 <나는 당신이 스트레스 없이 말하면 좋겠습니다>이다. 금방 읽을 수 있는 작은 책인데, 내용 중에 내가 이 책에서 말한 내용이 (조금 다른 각도에서) 많이 들어있었다. 그 안에는 의사로서 환자를 대할 때, 환자의 자율신경을 최대한 보호해주는 대화법에 대한 내용이 나온다. 참고한다면 환자를 위해서도, 진료를 위해서도, 본인을 위해서도 여러모로 유익할 것으로 본다.

3. 용서와 사랑이 필요한 우리

앞서 언급한 존 사노 박사는 심인성증후군(TMS)의 원인을 '분노'라고 단언한다. 그것도 그냥 그냥 화(anger)가 아니라 '격노(rage)'라고 표현할만한 분노이다. 이러한 분노는 살면서 다양한 장면에서 쌓이나, 심인성증후군 환자들의 특성상, 이것을 여러 이유로 인해 표출을 하지 못한다. 아니 내 경우처럼, 표출을 할 줄도 아예 모른다.

다시 말하지만, 감정은 에너지이기 때문에, 에너지보존법칙에 따른다. 즉, 그냥 사라지는 법은 없다. 특히 부정적 감정은 더욱 그렇다. 그 자리에 있든지, 어디론가 분출되어야 한다. 그러나 분노가 분출될 것 같은 기미가 있으면 그것을 막으려는 뇌의 양동작전으로 인해, 통증을 순간적으로 일으키고, 우리는 그 순간 감정이 아닌 통증으로 주의를 돌린다.

우리의 병이 주는 어마어마한 고통을 생각하면 어이가 없는 일이다. 그 감정이 얼마나 아프고 힘든지는 몰라도, 이 통증을 참아내는 것보다는 그 감정을 감당해 내는 것이 훨씬 나을 것이다. 그러나 어떤 것이 차라리 더 나은지를 판단하는 것은, 내가 아닌 뇌인 듯하다. 그리고 뇌는 감정이 아픈 것보다, 몸이 아픈 것이 낫다고 결론짓는 모양이다.

뇌는 또한 끊임없이 우리에게 육체의 통증은 마음과는 아무런 상관이 없다고 세뇌시킨다. 나는 여러 가지 정황으로 볼 때 내 병이 TMS라는 것을 확신하나, 내 뇌는 끊임없이 '아냐, 이것은 진짜로 물리적으로 네가 병을 가지고 있는거야'라고 주입을 하고자 한다. 이것은 나와 뇌와의 끊임없는 줄다리기이다.

거듭 강조하지만, 우리의 병은 단기 게임으로 끝날 병이 아니다. 나와 뇌의 전쟁은 내 무의식에 도사리고 있는, 뇌가 결코 의식으로 표출되기를 원하지 않는 그 어떤 것들이 완전히 사라지기 전까지는 절대 끝나지 않을 전쟁이다. 과연 그 어떤 것들이 완전히 사라지는 날이 올 수 있을까? 아마도 이루어지기 어려운 일이라고 본다.

그러나 지금까지 우리는 적군의 작전을 전혀 모르는 상태에서 일방적으로 당해왔다. 이제 적군이 어떤 작전을 쓰는지를 알게 된 이상, 앞으로 전투는 엎치락뒤치락하게 될 것이다. 그리고 적군의 작전 중 하나는, 우리가 설령 우리의 병이 심인성이라고 생각한다 하더라도, 계속 그게 아니라 몸의 문제라고 끊임없이 심리전을 펼치는 것이다. 내가 실제로 겪은 일이다. 이것은 심신의학에서 미리 경고했던 얘기였는데도, 나는 내 신경이 손상된 느낌이 너무나 생생한 나머지 아무래도 내 병은 그냥 신경의 문제인 것 같다고, 심인성증후군 이론은 내게는 해당이 안 된다고 결론지어버리고 그것에 대해서는 그냥 잊어버리고 한동안 다른 것만 쫓아다니며 살았다. 나는 처음에는 TMS였을지 모르나 이미 신경변이가 와서 내 신경은 진짜로 문제가 생겼고, 이것은 내 마음의 문제가 아니라 신경의 문제라고 스스로를 (실은 뇌가 나를) 설득했다.

아마 이 책을 읽는 독자도 지금 매우 긴가민가하고 있을 확률이 높다. 그러나 내가 지금까지 우리 삼차신경통 환자들을 관찰했을 때, 그

중 많은 사람이 TMS일 가능성은 매우 충분하다. 내면의 분노를 누르는 강도와 통증의 강도는 비례하는 듯하다. 분노하는 화산의 강한 분출을 막으려면, 그만큼 크고 강한 바위가 필요하기 때문이다.

사노 박사의 책에 나오는 다양한 사례들을 보면, 일상의 스트레스가 계속 누적이 된 경우도 있고, 어릴 때의 커다란 사건이 숨어있는 경우도 있다. 한 극적인 사례를 보면, 한 여성이 어렸을 때 가족으로부터 강간을 당했다. 이 믿을 수 없을 정도로 엄청난 일을, 그녀는 잊고 살았다. 심리학적으로 보면 이것은 단순한 망각이 아니라, 감당할 수 없는 정도로 끔찍한 일을 겪은 스스로를 보호하기 위한 방어기제이다. 심리학을 공부하다 보면 이러한 사례는 수도 없이 나온다. 더욱이 어릴 때 겪은 성적 학대나 폭력은 성인이 되어서 겪는 것과는 차원을 달리한다. 심리학 전공 서적에 나오는 사례들을 보면, 내가 겪은 일들은 어디 명함도 못 내밀 지경이란 생각이 들 때도 많다.

하여간 이 여성은 매우 심한 통증 병에 시달리고 있었는데, 어느 날 병에 대해 상담을 하던 중 어렸을 때 겪은 일의 기억이 떠올랐다. 그녀는 엄청난 충격으로 통곡을 하기 시작했고, 남편을 포함해 모든 사람이 증오스럽게 느껴졌다. 그 마음의 고통은 절대 몸의 통증보다 못하지 않았다. 몇 날 며칠을 통곡하며 몸부림치며 보냈고, 그녀의 남편은 그 곁에서 계속 그녀를 돌보며 위로했다. 마침내 그녀가 진정이 되었을 때, 통증은 완전히 사라진 상태였다. 무의식에서 억누르던 것이 의식 밖으로 분출되어 버렸으므로, 더는 통증으로 주의를 돌릴 필요가 없어져 버렸기 때문이다.

나는 이것을 읽었을 때, 나도 이렇게 몸부림칠 정도로 괴로워도 좋으니 분출이 되었으면 좋겠다고 차라리 부러웠다. 그냥 한번 엄청나게 마음이 괴로운 게 낫지, 날이면 날마다 이게 뭔가. 그러나 한편으로 마음의 고통으로 인해 자살하는 사람들을 생각한다면, 우리 뇌가 마음의 고통보다 몸의 고통이 차라리 우리를 보호할 수 있다고 판단하는 것도 조금은 이해가 갈 것도 같다. 그리고 TMS의 심적 원인과 동기는 너무나도 다양하여, 단순화시킬 수도 없다. 마치 뇌와 환자의 엄청난 심리전과 같다. 단지 환자는 이것이 심리전이라는 것을 모를 때가 많기는 하지만 말이다.

나는 내가 심인성이라고는 생각하지만, 구체적으로 무엇이 나를 아프게 하는지는 잘 모른다. 명상과 마음챙김을 하면서, 조금씩 무엇이 원인일까를 생각하고 이것저것 떠올려 볼뿐이다. 중요한 것은, 내 병이 내 무의식과 매우 밀접한 관련이 있다는 것을 '아는 것'이다. 아예 모르면, 영문도 모른 채 끌려갈 수밖에 없다.

그러므로 통증이 올 때는, 뇌의 의도대로 즉각 통증에 주의를 온통 다 빼앗겨 침잠하지 말고, 통증으로 무엇을 억누르려고 했는지 나의 마음과 감정에 일부러 더 주의를 돌려 생각해본다. 물론 이것은 무의식에서 아직 올라오지도 못한 것이므로, 대개 아무것도 떠오르지는 않는다. 그러나 사노 박사는 뇌가 주의를 돌리려는 시도 자체를 알아차리고 반대로 뇌가 막으려는 행동을 '하는 것'이 도움이 된다는 주장을 하고 있다. 나는 이 책의 독자 중에도 이 내용을 읽으면서 통증의 호전에 효과를 보는 사람이 있을 수 있지 않을까 하는 기대도 해본다. 좀 더 관심 있는 독자는 책 뒷부분의 도서 목록을 참고하기 바란다. 사노 박사의 책을 읽은 것만으로 통증에서 해방된 사람들은 셀 수도 없을 정도이다.

위 여성의 사례처럼 극적인 해결을 보는 것은 드문 일이긴 하다. 해결이 되었다고 하더라도, 사람의 마음은 한두 가지 사건으로 이루어진 것이 아니므로 몸의 또 다른 곳에서 문제가 발생하는 일 또한 흔하다. 이것의 해결 방법은 도대체 무엇일까?

화산구를 막고 있는 거대한 바윗돌을 깨는 방법에는 대략 두 가지가 있다. 하나는 엄청나게 커다란 해머를 가지고 내려쳐서 깨부수는 방법이다. 이것이 위 여성의 사례에 해당한다. 그러나 이것은 엄청난 에너지와 힘을 필요로 하고 파괴력을 가진다. 혼자서는 어렵고 대개 다른 이(숙련된 심리전문가)의 도움이 필요하다. 또 한 가지 방법은 작은 망치로 귀퉁이부터 조금씩 조금씩 깨나가는 것이다. 힘은 덜 들고 충격도 덜하나 긴 시간과 인내를 요구한다. 명상과 마음챙김이나 자기 보살핌 등의 방법이 이에 속한다.

무엇보다도, 자신을 용서하고 사랑하는 마음을 가져야 한다. TMS의 경우, 환자들은 자신에게 엄격하고, 쉽게 자책하며, 책임감은 가득하고, 높은 기준을 가지고 쉽게 만족하지 못하는 경향이 있다. 이제 그런 것들은 좀 내려놓고, 있는 그대로의 나를 사랑하고 '내가 나임에 감사'하자. 거기에서부터 자존감은 출발한다.

지금까지는 너무 타인을 의식하고, 세상의 기준에 나를 맞춰왔다. 그러나 당신이 세상의 중심이다. 당신이 없으면 세상도 없다. 그러니 당신 마음이 기뻐하는 일이 무엇인가를 최우선으로 생각하길 바란다.

그렇다고 하여 선한 당신이 남에게 해를 주는 이기적인 행동이나 악한 행동은 하지 않을 것을 잘 알고 있다. 그러니 안심하고, 남을 기쁘게 하는 것보다 스스로를 기쁘게 하는 것을 우선시해도 된다. 당신은 그럴 자격이 있다.

나는 어릴 때는 항상 활달하고 뒤끝 없는 성격으로 살아왔다. 남들이 그렇게 말해주길래 나는 내가 그런 성격인 줄 알았다. 그러나 웬걸, 내가 나이를 먹고 스스로를 보니, 뒤끝 작렬의 성격이다. 화나는 일, 억울한 일이 생겨도 그걸 제대로 표출을 하지 못하니 속에 차곡차곡 쌓이는 것이다. 내가 쌓고자 해서 쌓이는 게 아니다. 나도 내 속에 쌓아놓기 싫다. 그런데 앞서 얘기한 대로 감정은 에너지라, 분출되지 않는 이상은 사라지지 않는다.

내가 세상에서 가장 얄미워하는 사람 중 하나가, 열 받으면 실컷 욱하고 퍼붓고 성질낼 거 다 내고서는 자신은 뒤끝 없는 사람이라고 자랑하는 사람이다. 속 안에 쌓일 틈도 없이 다 쏟아냈는데, 그러고도 또 뒤끝이 남아있으면 그게 사람인가? 나는 속 안에 쌓인 게 너무 많고, 그걸 해소할 기회도 갖지 못하여, 틈나면 온갖 사소한 것들이 다시 올라올 때가 있다.

그러나 뒤끝은 나를 용서하지 못하는 마음이다. 내가 마음공부를 어설프게나마 계속하면서, 나는 남을 용서하는 것이 아니라, 나부터 우선 용서해야 한다는 것을 알았다. 남을 용서하는 것은 그 후에 마음이 성장할수록 쉬워진다. 사실 용서라기보다는 망각이라는 표현이 더 맞지 않을까 한다. 뒤끝은 잊지 못하는 마음이고, 잊어버리는 순간 뒤끝도 사라진다.

　용서라는 것은 의지로 되는 것이 아니다. 단지 남이란 존재가 그다지 중요하지 않다는 것을 자각하는 순간, 용서고 뭐고 사소한 것이 된다. 내가 누군가를 계속 미워하고 싫어한다면, 그것은 내가 그를 중요한 사람으로 취급하고 있다는 얘기다. 사랑의 반대는 미움이 아니라, 무관심이라는 말을 들어본 적이 있는가? 이것이 진실이다. 나에게 중요하지 않은 사람은 나에게 상처도 입힐 수 없다. 이 세상에 나보다 더 중요한 사람은 없다. 그러니 입지 않아도 될 상처를, 스스로에게 입히지 않길 바란다. 물론 말처럼 쉬운 일은 아니겠지만, 그래도 괜찮다. 천천히 나부터 용서하고, 나부터 사랑하자.

4. '진짜 나'를 찾는 여정

나는 호텔을 분양받은 후, 뭔가 문제가 있다는 것을 알게 되었고, 그것을 다른 소유주들에게 알리기 시작했다. 그러면서 자의반 타의반으로 앞에 나서게 되자, 나는 수백 명 소유주의 주목 대상이 되었다. 직관이 발달한 나는, 그 안에서 좋지 않은 의도를 가진 사람들의 움직임이 너무나 잘 보였다. 이들의 특징은, 소유주들이 뭉쳐서 힘을 발휘하지 못하게 여러 가지 이슈를 던지며 내부 분란을 조장하는 것이었다.

나는 솔직히 내 능력에 어느 정도 자신을 가지고 있던 사람이라, 내가 마음먹고 나서면 곧 해결점이 보이리라 생각했다. 왜냐하면 우리가 처한 상황이 너무나 명백하고, 호텔을 분양한 시행사에 의해 과거 수천 명의 피해자들이 걸어온 수순과 우리가 걷고 있는 수순이 너무나 똑같아서였다. 이것만 사람들에게 정확하게 알리면 사람들이 힘을 합칠 것이고, 그러면 충분히 해결 가능하다고 생각했기 때문이다.

그러나 이것은 완전한 오산이었고, 아직 세상과 인간을 모르는 순진한 생각이었다. 열 명만 모여도 생각이 다 다른데, 몇백 명은 오죽하겠는가. 사람들은 각자 자기 생각을 떠들어댔고, 내가 맞느니 네가 틀리느니 온라인상에서 난리도 아니었다. 소유주들을 분열시키려는 쪽은 그런 면에 있어서는 최고 고수 수준이었고, 우리 소유주들은 나를 포함해 모두 이런 세상은 본 적도 없는 그냥 평범한 일반 시민들이었다. 사람들은 이리저리 휩쓸려 다녔고, 나는 드라마에서나 보던 더러운 정치판과 똑같은 그곳을 보면서 진저리를 쳤다. 거짓말이 판을 쳐도, 사람들은 어떤 것이 진실인지 아닌지 구분을 못 해 우왕좌왕했다.

218

나는 소유주들이 모여 있는 인터넷 커뮤니티에서 그들의 허튼짓을 조목조목 지적하고 진실을 알리고 우리가 처한 현실을 알리느라, 하루가 모자랄 지경이었다. 내가 대학에서 월급 받으며 강의하는 것보다 훨씬 더 정성을 들여 설명해도, 의도적으로 또는 너무 몰라서 봉창 두드리는 엉뚱한 소리를 하는 사람들은 항상 있었다. 오만 사람들이 떠들어대니, 핵심과 진실이 가려져버리기 일쑤였다. 나는 내가 박사까지 하면서 쌓아온 논리력을 모두 쏟아부었다. 사실 어려운 일은 아니었다. 거짓말을 하는 것은 어렵지만, 진실을 말하는 것은 그냥 있는 그대로만 말하면 되는 일이기에, 나는 그저 진실과 팩트만을 얘기하면 되었고, 어떠한 말을 하든 앞뒤가 안 맞는 일은 없었다. 쏟아지는 거짓말에 반박하는 것은 쉬운 일이었으나, 억지에는 대책이 안 섰다. 아까운 내 시간의 낭비가 극심했다. 여러모로 나는 많은 정신적·육체적 에너지를 소모해야 했고, 항상 탈진상태였다.

나는 3개월 방학 동안 일하겠다고 뛰어들었다가, 내 인생의 6년이란 엄청난 기간을 호텔 일을 하는 데 바쳤다. 아직도 끝나지 않은 이 일은, 솔직히 '일'이라는 표현은 적절치 않다. '전쟁'이 훨씬 적절한 표현이다. 이곳에서 너무 산전수전을 다 겪어, 인생 경험을 마치 단기집중코스로 빡세게 밟은 느낌이다. 내가 스스로를 돌아볼 때, 호텔 일을 시작하기 전의 나와, 지금의 나는 같은 사람이라고 하기도 어려울 정도로 많은 변화가 있었다.

내가 호텔에서 가장 힘들었던 것은 오히려 소유주 쪽에 있는 사람들 때문이었다. 나는 처음에는 인간의 심리에 대한 깊은 지식이나 경험이 많지 않았다. 그래서 그냥 내가 살던 대로 살았더니, 문제가 생겼다. 나는 그냥 일반인이 아니라, 그 안에서 리더의 역할을 하는 사람이었기 때문이다. 나는 이 세상에 인정욕구에 몸부림치는 사람들이 그토록 많은지 처음으로 알았다.

나도 인정욕구는 만만치 않은 사람이다. 그것이 나를 그렇게 치열하게 살고, 온갖 스펙으로 무장을 하게 만든 원동력이다. 그러나, 내가 이곳에서 맞닥뜨린 인정욕구는 차원이 달랐다. 이곳이 도대체 뭐라고, 감투병 환자들이 득시글거렸다. 자신이 원하는 만큼 대접을 받지 못한다 싶으면, 즉시 공격의 칼날을 들이밀었다.

나에게는 이곳에서 일하는 것이, 지금도 그렇지만 당시 교수로 재직 중이던 나에게는 자랑스러울 것도 없고, 오히려 교수사회에 알려질까 봐 염려되는 상황이었다. 그런데 그런 곳에서 나 알아달라고, 나 잘난 사람이라고, 없는 감투도 만들어서 본인 머리에 억지로 쓰려는 사람들을 보면서, 나는 그것을 어떻게 받아들여야 할지 몰라 거의 '멘붕' 상태가 되었다.

그 후에 수많은 경험을 하면서 점점 통찰력을 기르고, 심리를 공부하며 좀 더 이론적으로 깊이를 더하게 되면서, 이제는 내가 어떻게 해야 했는지 안다. 나는 그들의 인정 욕구를 알아주고 충족시켜줘야 했다. 그래야 문제가 생기지 않았을 것이다. 그러나 아는 것과 행하는 것은 다른 문제이다. 안다 해도 그 수많은 (자기 원하는 대로 모든 것을 좌지우지하려는) 사람들의 욕구를 다 충족시켜주는 것은 불가능했다. 이곳이 제대로 된 조직도 아니고 소유주들이 모여 있는 것뿐이라, 자기 마음대로 안 되면 깽판을 치는 사람들은 거의 통제 불능이었다. 그리고 세상사가 그렇듯, 자기 뜻대로 될 때는 가만히 있다가 자기 마음대로 안 되면 적으로 돌아서, 적반하장격으로 앞에 선 내가 독선이라며 공격하곤 했다.

그러나 그러한 그들의 욕구를 채워주는 그 어려운 일을 해내는 인물들이 있었으니, 바로 사기꾼들이었다. 자신들의 말에 책임을 질 생각이 없으니 어떤 거짓말도 기꺼이 하며 남의 인정욕구 에고에 장단 맞춰주며 이용해 먹는 것은 일도 아닌 듯했다. 사기꾼까지는 아니라도 자신의 이익을 위해서는 어떤 입에 발린 소리도 쉽게 하며, 눈앞의 에고에 사로잡힌 사람들 비위 맞춰주며 본인이 목적하는 바를 이루려는 사람들이 이리도 많은 줄 처음 알았다. 나는 죽었다 깨어나도 흉내도 못 낼 스킬이다. 그러나 그들을 지켜보면서 깨달음은 많이 얻었다. 내 눈앞에서 달콤한 말을 하고, 내 비위를 맞춰주는 사람은 오히려 경계해야 한다는 것을. 절대 말을 보지 말고, 행동을 봐야 한다는 것을. 나는 내가 거짓말이나 입에 발린 말을 못 하는 사람이라, 남도 그러리라 나도 모르게 계속 믿는 경향이 있었다. 지혜롭게, 중심을 똑바로 잡고 살아야 하는 것이 얼마나 중요한지를 이 나이가 되어서야 절절히 깨달았다.

(자신의 에고에 사로잡힌 사람들은 도처에 있다. 그 에고는 스스로 깨닫기 전까지는 깨지기 어려운 것이니, 장단 맞춰줄 자신 없으면 최대한 그냥 내가 피하는 것이 상책이다.)

이런 예는 일부분에 불과하고, 정말 별의별 사람들이 다 있었다. 자신의 조그만 이익을 위해서 안면몰수하는 사람들은 부지기수였다. 소시오패스 경향의 인물들도 곳곳에서 보였다. 내가 오죽하면 심리학 과정에 다시 들어갔겠는가. 나는 내 병을 위해 심리학을 혼자서 꾸준히 공부는 해오고 있었고, 언젠가 제대로 공부를 하겠다는 생각도 가지고는 있었다. 그러나 솔직히 공부가 이젠 너무 지겹기도 해서 구체적인 계획은 세우지 않았었다. 그러나 호텔에서 이 별별 종류의 사람들을 보면서, 즉시 심리학과 대학원 과정에 입학신청을 했다. 내가 이해할 수 있는 영역을 벗어나도 너무 벗어났다. 내 멘탈이 도무지 감당이 안 되어, 공부라도 하지 않으면 나까지 같이 이상해져 버릴 것 같았기 때문이다. 시행사 측도 앞장선 나를 쓰러뜨리기 위해 별의별 수를 다 쓰는 마당에, 내 신경이 남아나질 못할 지경이었다.

결과적으로 나는 심리학 학위과정을 밟으면서, 그리고 호텔에서 다른 곳에서는 구경도 하기 힘든 다양한 사람들을 보면서, 정말 많은 것을 배웠다. 그리고 나 스스로를 계속 돌아보게 되었다. 저들의 모습이 나에게는 혹시 없는지, 혹시 내가 잘못하고 있는 것은 무엇인지.

인정욕구가 열등감의 산물이라는 것은 잘 알려진 사실이다. 나는 거의 케이스 스터디 수준으로 사람들의 행동 패턴을 배워갔다. 나는 나에게도 그러한 숨겨진 열등감과 인정욕구가 있음을 인정했고, 그러한 것을 엉뚱한 곳에서 충족시키려는 사람들이 얼마나 타인에게 민폐를 끼치고 볼썽사나운지 똑똑히 보면서 반면교사 삼았다.

나는 예전에는 제 잘난 맛으로 살았음을 고백한다. 그런 내면에는 낮은 자존감이 도사리고 있었을 것이다. 그리고 그것은 내가 TMS 성격을 가지게 된 것과 관련이 있을 터였다. 내가 '좋은 사람'이 되기 위해 남에게 싫은 소리나 거절을 못 한 것과 같은 맥락이다. 아마도 내 어린 시절은 내 자존감을 충분히 튼튼하게 길러줄만한 환경이 되지 못했던 것 같다. 그렇기에 실질적 가장으로 생업에 바빠 나를 제대로 돌봐주기 어려운 어머니의 인정을 받으려고 착한 아이가 되었고, 어디서든 칭찬받고 인정받는 사람이 되지 않으면 못 견디는 완벽주의적 성향을 지니게 되었을 것이다.

　심리학을 공부하면서, 그간 내가 얼마나 본성에 역행하는 삶을 살아왔는지 여러모로 깨달았다. 성격유형 검사 중 하나인 에니어그램은 인간 유형을 9가지, 기질을 3가지로 분류한다. 기질은 머리형, 가슴형, 장형이 있는데, 머리형은 사고, 가슴형은 감정, 장형은 본능이 키워드이다. 이 세 가지 기질을 지역, 기업, 대학으로 비유한 것이 있다. 머리형은 서울, 삼성, 서울대. 가슴형은 전라도, LG, 연세대, 장형은 경상도, 현대, 고려대로 비유한 것을 보고, 상당히 재미있어 했던 기억이 있다.

　나는 검사를 하면 가슴형으로 나온다. 그러나 나는 완전히 머리형같이 살아왔다. 내 감정과 정서를 계속 억누르고 무시하며, 생각과 논리를 우선으로 하여 살았다. 그것이 인생에서 무언가 성취하고 성공하는데 더 유리했기 때문이다. 그리고 나의 예민한 감성과 감정은 방해물이라 여기고 억누르다 못해, 아예 꽁꽁 싸맸다.

　마음을 살펴볼 때 가장 중요한 것은 내 감정이, 내 감각이 어떻게 느끼는 지이다. 그러나 나는 내 감정을 너무 억누르고 산 나머지 그것을 꺼내는 법도 잊어버리고 말았다는 것을 알게 되었다. 내 감정을 바라봐야 하는데도, 그것을 자꾸 생각과 사고 기능으로, 논리적으로 냉정하게 바라보았다. '감정'을 얘기해야 하는데 '생각'만을 얘기하고 있었다. 나는 그것이 지성적이고 품위 있는 모습이라고 여긴 듯하다. 내 속의 감정을 남 앞에서 꺼내는 것은 수치스러운 느낌마저 들었다. 나는 그런 나의 모습이 자각되자 어찌할 줄을 모르게 되었다.

참으로 긴 시간을, 빙빙 돌고 돌아서 '나'를 발견하기 위한 여정을 걸어왔고, 또 앞으로도 죽는 날까지 걷게 될 것이다. 내가 만일 삼차신경통에도 걸리지 않고, 호텔에도 관여를 하지 않았다면, 내가 '진짜 나'를 찾기 위한 여정을 과연 시작했을까 하는 의문이 든다.

나는 만일 신이 나에게 삼차신경통이 발병되지도 않고, 호텔 일을 하면서 인생의 바닥을 보는 경험도 없이, 기억도 없앤 채로 나름대로 평온했던 과거로 돌려보내 준다고, 그리고 죽을 때까지 계속 평온하게 살게 해주겠다고 한다면 어떨까 하고 생각해본 적이 있다. 스스로도 어처구니없긴 하지만, 나는 'No'라고 대답할 것 같다. 나는 지금도 이 삼차신경통을 사라지게 하기 위해서라면 어떤 일도 할 각오가 되어있지만, 그렇다고 아예 겪은 적도 없는 시절로 돌아가서, 그로 인한 성장의 기회를 갖지도 않은 채, 예전의 가치관과 그릇으로 그대로 계속 살아가는 인생을 상상하는 것도 끔찍한 일이다.

고통은 사람의 영혼을 성장하게 한다. 이것은 진리이자 진실이다. 만일 고통을 통해서도 성장하지 못하는 사람이 있다면, 세상에서 가장 불행한 사람이라고 생각한다. 나는 삼차신경통을 통해 육체적 고통의 한계를 경험했고, 호텔 일을 통해 정신적 고통의 한계를 경험했다. 물론 세상에는 더한 고통도 있겠으나, 지금은 이 정도가 내가 받아들일 수 있는 한계인 듯하다.

고통은 괴롭지만, 고통을 감내하는 과정에서 사람은 점차 생의 의미에 대해 눈을 뜨게 된다. 고난은 힘들지만, 고난을 극복해내는 과정에서 사람은 자존감을 되찾게 되고 자신이 가진 내면의 힘에 눈뜨게 된다. 그러면서 영혼은 성숙해지고 성장해간다. 그리고 성장을 할수록, 지금까지 내 본성을 가리고 있던 '가짜 나'의 가면이 떨어져 나가고, '진짜 나'의 모습을 되찾게 된다. 진짜 나의 모습이 내 안의 내면아이가 기뻐하는 모습이다. 이 정도가 되면 고통은 징벌이 아니라, 감사해야 할 축복이라는 역설적인 깨달음도 얻게 된다.

내 병의 치유는 결국, 나와 내 안의 무의식이 화해하는 과정이 아닐까 한다. 내 자아와 내 영혼의 본성이 합쳐지는 과정이라고 할 수도 있을 것 같다. 병이 생긴 이유는 반드시 있다. 그것은 아마도 우리가 '진짜 나'를 찾고, 그간 억눌려 왔던 '본성'을 다시 드러내라는 뜻이라고 나는 생각한다. 이 여정 또한 매우 긴 여정이 될 것이다. 그래도 괜찮다. 우리에겐 남은 평생이라는 시간이 있으니까.

9장

환경을 바꾸면 삶이 바뀐다

1. 일과 휴식의 워라밸

　나는 워커홀릭이었다. 지금도 솔직히 좀 그렇다. 가만히 쉬고 있지를 못한다. 몸과 마음을 혹사시키다 결국 삼차신경통에 걸리자, 나를 억지로 쉬게 만들기로 하고 특단의 조치로 제주도에 별장을 하나 마련을 했다. 별장이라도 하나 사놓으면, 아까워서라도 쉬러 가겠지 하고 생각한 것이다.

　그런데 당시 나는 호텔 때문에 지옥 같은 나날을 보내고 있었고, 별장은커녕, 내 집에도 제대로 가지 못하는 처지였다. 공기도 좋지 않은 서울 시내 한복판의 호텔 객실에서 먹고 자면서, 매일 24시간을 전쟁을 치르듯 보내고 있었다. 하루하루가 어떻게 가는 줄도 모르게 정신없이 지나갔고, 하루도 바람 잘 날이 없이 사건·사고가 빵빵 터졌다. 나는 무엇을 하든 공격의 타깃이 되었다. 나를 해하려는 사람들의 악의에 찬 모함과 음해는 한도 끝도 없었다. 각종 고소·고발이 줄을 이었고, 맨 앞에 선 나는 고소인이나 피고소인 신분으로 경찰서, 검찰청, 법원 등에 드나드는 것이 일상적인 일이었다.

그곳은 여러모로 일반인들의 상식을 훨씬 초월하는 현장이었다. 나도 그런 세상은 상상도 해본 적이 없었다. TV나 드라마, 또는 뉴스에서나 볼 법한 장면과 상황들이 현실로 내 눈앞에서 벌어지곤 했다. 물론 나와 함께 고생하고 애쓰는 분들도 많이 있었고, 어떻게든 불법과 부조리를 타파하고 해결하겠다고 모두 동분서주했다. 그런 분들이 없었다면 나는 절대 버티지 못했을 것이나, 한편으로는 그런 분들에 대한 책임감으로 도망갈 수도 없었다.

삼차신경통 환자인 내가 감당하기에는 가히 미쳤다고밖에 표현할 수 없는 나날들이었다. 끝도 보이지 않았다. 가족과 지인들은 나보고 '몸도 성치 않은 사람이 이게 웬 말이냐, 돈이고 뭐고 다 포기하고 당장 때려치워라'고 난리를 쳤다. 그러나 나는 돈 때문에 그 일을 하는 것이 아니었다. 돈 때문이었다면, 일찌감치 도망쳐버렸을 것이다. 내 병이 악화하며 들이게 된 엄청난 돈과, 내가 생업을 하지 못함으로써 놓친 기회비용을 생각하면, 그것이 훨씬 싸게 먹히는 일이었을 터였다. 그러나 나는 이런저런 이유로 막중한 책임감과 의무감을 느끼고 있었고, 스스로를 죽이고 있다고 생각하면서도 호텔 일을 멈추지 않았다.

나는 내가 수명을 깎아 먹고 있다는 확실한 자각이 왔다. 내 스스로의 몸 상태를 봤을 때, 여러모로 심상치가 않았다. 무엇보다도 심장에 자꾸 무리가 오는 것이 느껴졌다. 예전에는 통증이 오면 일단은 아픈 곳이 얼굴만이었는데, 이제는 통증이 올 때 말 그대로 심장이 오그라들며 아프고, 정신이 아득해지는 증상이 함께 왔다. 병원에 갔더니 부정맥 소견이 나왔다. 내 주변 사람들은 내가 건강이 안 좋은 것은 알고는 있었지만, 어느 정도인지는 감도 잡을 수 없었을 것이다. 내가 아픈 것을 호소해봐야 그 누구도 도와줄 수도 없고, 당황스럽게만 할 뿐이라는 것을 알기에, 진짜 아플 때는 티도 내지 않고 혼자 방안에 틀어박혀 통증을 견뎠다. 그나마 극통기는 오지 않고 있어, 불행 중 다행이긴 했다.

이런 생활을 하다가, 제주도 별장에 가면 비로소 숨을 제대로 쉴 것 같았다. 마치 전쟁터에 있다가 후방의 안전한 집에 간 느낌이었다. 아마 일반적인 일상에서는 이 정도로 극과 극의 환경 차이를 느끼기는 어려울 것이다. 그런데 그 덕에, 삼차신경통 환자인 내가 어떻게 하면 확실하게 나아질 수 있는지도 깨달았다.

크든 작든 일상의 스트레스는 누구도 피할 수 없다. 중요한 것은 내가 쉴 수 있는 환경을 만드는 것이다. 그러나 우리에게 필요한 것은 장기간 쉴 수 있는 환경이 아니다. 약간 극단적으로 말한다면, 쭈욱~ 쉬기만 할 수 있는 그런 곳은 지구상에 없다. 만일 내가 쭉 쉬겠다고 몰디브나 하와이 같은 휴양지에 가서 편안하게 계속 먹고 자고 쉬기만 하고 있다고 상상해보자. (경제적 문제는 없다고 가정하자) 처음 며칠, 또는 길게 잡아 몇 주는 너무나 좋을 것이다. 그 다음은 좀 시들해질 것이고, 몇 달이 넘어가면 지루해서 못 견뎌 할 것이다. 평생 그냥 그렇게 쉬고 있으라고 한다면 더 이상 쉬는 게 쉬는 것이 아닐 것이다.

그 정도 되면 일을 하게 해달라고 울부짖을지도 모른다.

그런데 또 일을 시작하면, 쉬고 싶다고 징징거릴 것이다. 이런 게 사람이라는 존재의 속성이다. 그러므로 우리에게 필요한 것은 은퇴나 요양이 아니라, 정기적이든 비정기적이든 단기적으로 '자주' 쉴 기회이다. 내가 앞서 말한 일상으로부터의 '차단' 또는 '격리'가 필요한데, 이것은 기간의 길이보다는 차단의 '빈도'가 더 중요하다고 생각된다. 즉 일주일 계속 쉬는 것보다는, 텀을 띄워 삼일씩 두 번 푹 쉬는 것이 낫다고 본다.

그러나 이것이 생각처럼 쉽지는 않다. 나도 내 별장을 사기 전까지는, 어디를 쉬러 간다는 것 자체도 벅찬 일이었다. 어디 갈 데가 미리 정해진 것이 아니라면, 어딘가를 가는 것은 휴식이 아니라 여행이 되기 때문이다. 여행은 갈 곳을 정하고, 묵을 곳을 찾고, 이동 수단을 결정하는 등 앞뒤로 할 일이 너무나 많다. 그리고 그렇게 훌쩍 가볍게 떠나기도 어렵다. 물론 기분전환이라는 점에서 여행은 훌륭한 솔루션이다. 그러나 내가 중시하는 '빈도'라는 면에서 자주 다니기는 부담스러울 수도 있다.

나는 내가 한창 아플 때, 어디든 좋으니 가서 온전히 쉬면서, 필요한 영양을 취하고, 머리에 휴식을 줄 수 있는 곳이 있다면 얼마나 좋을까 생각했다. 건강한 상태라면 갈 곳이야 얼마든지 있다. 그러나 몸도 마음도 피폐해지고 지쳐있는 상태에서, 극심한 통증을 달고, 외부에서 뭘 먹기도 어려운데, 어딘가 나갈 엄두가 나기나 하겠는가.

나는 그래서 내가 그런 장소를 만들어야겠다 생각해본 적이 있다.

우리 삼차신경통 환자들이 언제든 '차단'이 필요하다고 느낄 때, 즉시 그냥 아무 때나 가서 쉴 수 있는 곳. 아무도 귀찮게 하지 않지만, 한 공간에 같은 고통을 이해하는 사람들이 모이는 곳. 어떻게든 조금씩이라도 먹기 수월한 건강한 유동식이 상시 준비된 곳. 건강과 마음의 양식이 될만한 책들이 가득해서, 편안하게 내 병을 돌아볼 수 있는 곳. 아름다운 자연 안에서 산책과 명상을 언제든 할 수 있는 곳. 이것이 내가 꿈꾼 삼차신경통 환자들이 쉴 수 있는 공간의 모습이었다.

나는 제주 별장을 구입하면서, 내가 이렇게 조금씩 꿈꿨던 공간을 실현시켜볼까 했으나 일단은 포기했다. 아직은 내가 감당할 준비가 안 되어있기 때문이다. 그러나 상설로는 어렵지만, 언젠가 프로그램으로 만들어 비정기적으로 하는 것부터 시도해보려는 생각은 하고 있다.

나는 제주에 별장이 있다는 '자체'만으로 마음의 위안을 얻었다. 내가 언제든 갈 수 있는 아름답고 평화로운 후방이 있다는 것만으로도, 나는 전쟁터에서 전사하지 않고 살아남을 힘을 얻을 수 있었다. 나는 운 좋게도 내 별장을 마련할만한 상황이 되었지만, 아직은 그렇지 못한 분들도 많을 것이다. 또한 물리적 또는 시간적으로 어딘가로 떠나는 게 어려운 상황에 있는 분들도 많을 것이다. 그렇다면 손쉽게, 초단기적으로 내 일상에서 벗어날 다른 방법들도 여러 가지 있다.

요즘 젊은 사람들을 보면 카페에 혼자 가서 혼자만의 시간을 즐기는 사람들이 많은 것 같다. 물론 노트북으로 일을 하는 경우도 많지만, 책을 읽거나 커피나 차를 마시며 힐링 타임을 갖는 경우도 많다. 나는 번잡스러운 것을 싫어해서, 카페에 가서 시간을 보내고 싶다는 생각은 하지 않는다. 그러나 멋진 카페 분위기를 즐기며 시간을 보내는 것을, 아예 혼자 있는 것보다 선호하는 사람들도 많은 듯하다.

나도 가끔은 분위기 좋거나 전망이 멋진 카페에서 조용한 구석에 앉아, 좋아하는 음료 한잔 마시는 시간이 사소하면서도 일상의 활력소가 되는 것을 느낀다. 내 경험으로 우리 통증은 심적 상태에 따라 순식간에 나아지는 경우도 있으므로, 일단은 밖에 나가 이것저것 시도해보는 것은 어떨까 싶다. 말을 하기 어려운 경우에는 그냥 손으로 써서 주문해도 된다. 이랬더니 내가 청각장애인인 줄 오해받는 일도 있었으나, 아무렴 어떠한가, 그때의 나는 말 못 하는 일시적 장애인이 확실했다.

내가 꿈꾸는 공간은 책이 빠질 수 없다. 마지막으로 추천하고 싶은 것은 독서로의 여행이다. 책은 단순한 정보를 주는 것이 아닌, 그 이상의 것이 있다. 똑같은 내용이라도 컴퓨터, 노트북, 스마트폰으로 접하는 것과는 다르다. 아마도 그것은 책이 가진 물리적 특성 때문인 것 같다.

좋은 책은 나의 마음을 어루만져 주고 지식과 지혜를 준다. 위대한 책은 나에게 깨달음과 영감을 준다. 재미있는 책은 나를 다른 세상으로 이끌어 준다. 좋지도 재미있지도 않은 책은 그냥 덮어도 된다. 세상에는 내가 죽을 때까지 읽어도 모자랄 정도로 좋은 책들이 많다.

요즘 독서 열풍이 불어, 책을 조금이라도 더 빠르게, 많이 읽기 위한 다양한 독서법들이 소개되고 있다. 그러나 나는 그런 것들은 책 읽기의 본질을 잊고 있다고 생각한다. 가끔 고작 일이만 원 남짓한 투자로 이런 책을 읽어도 되나 싶을 정도로 나에게 엄청난 감동이나 깨달음을 주는 책들이 있다. 이런 책을 만날 때의 기쁨을 어찌 형용할 수 있을는지. 한번은 천만 원 단위의 교육비를 냈는데, 정작 교육 내용은 건질 것이 별로 없었으나, 그곳에서 추천한 책 하나가 내 인생 책이 된 일도 있다. 나는 그 책 만나려고 천만 원 썼다 스스로를 위안했다. 상담심리학에도 독서 테라피가 있을 정도로, 책 읽기는 치유에 도움이 된다.

내 병을 위한 '차단'을 위해서는 물리적, 공간적, 시간적, 그리고 시공간을 초월하는 다양한 방법이 있다는 것은 기억해두자. 내가 지금까지 얘기한 것으로 힌트를 얻는 분도 많을 것으로 생각한다. 관건은, 각자의 방법으로 본인의 스타일과 상황에 맞는 '일과 휴식의 리듬과 균형'을 찾는 것이다.

2. 나는 내가 먹는 것이다

명상을 통해 내 마음을 들여다보기 시작한 이래, 아주 드물긴 하지만 내면에서 나오는 것 같은 메시지를 받을 때가 있다. 내가 머릿속에서 생각하는 것과는 상관없이, 어떤 말이 갑자기 강하게 되풀이되며 떠오르는 경우들이 있는데, 나는 솔직히 내가 받는 이러한 메시지에 대해 좀 긴가민가하고 있었다. 그런데 얼마 전 어떤 책에서 '내가 신에게 이야기하는 것을 기도라고 한다면, 명상은 반대로 신이 나에게 이야기하는 것'이라는 글을 읽었다. 이 글을 읽고 어떤 깨달음이 왔다. 신은 곧 나의 내면 깊은 곳의 무의식이기도 하다. 그리고 이런 메시지를 느끼는 것은 항상 내가 어떤 형태로든 명상상태에 있던 때였다. 나도 미처 모르는 내면의 내가 나에게 전하는 메시지가 아닐까 생각한다.

이런 메시지 중 하나가 'You are what you eat(당신은 바로 당신이 먹는 것이다)'이다. 어느 날 내가 나의 병에 대해 생각하며 명상을 하는 중에, 위 영어 문장이 계속 머릿속으로 꽂혀 들어왔다. 나는 그날 계속 저 말을 되뇌며, 내 먹거리를 어떻게 해야 할지를 고민했다.

우리가 먹는 모든 것이 우리 몸의 세포 하나하나를 구성한다는 것을 생각하면, 나는 말 그대로 '내가 먹은 것들의 총합'이다. 그러므로 우리 몸의 건강을 생각할 때, 먹거리 환경을 빼놓고서는 제대로 된 고민이 불가능하다. 먹거리에 관해 얘기하려면 책 한 권으로는 모자랄 테니, 여기서는 삼차신경통 환자로서의 내가 핵심적이라고 생각한 것만 간단히 얘기하겠다. 내 몸 상태를 봤을 때, 가장 심각하게 생각하는 것은 몸의 산성화, 몸의 염증, 그리고 몸의 영양 – 이 세 가지다.

내 먹거리 환경은 열악하기 그지없다. 한국에 귀국한 이래, 내 생활 중에서 내가 가장 귀찮아하고 뒷전으로 미루는 것이 식사였다. 살림 하는 사람도 아니라, 할 줄 아는 것도 거의 없고, 혼자서 집에서 무언 가를 해 먹는 것도 귀찮고 장 보는 것도 싫어했다. 맛있는 음식을 먹는 거야 좋아했지만, 그것은 외식을 뜻했다. 밥을 해 먹는 일보다, 사 먹 는 일이 훨씬 많았다. 하도 조미료(MSG)가 많이 들어간 음식을 오랫 동안 먹은 탓인지 조미료에 대한 앨러지가 생겨, 요즘도 외식을 많이 하면 아토피 증세가 올라온다.

물에 관해 얘기할 때도 언급했지만, 십 년 전에 내 몸이 산성화되어 있는 상태라는 의심을 품게 된 후, Ph 시험지를 사서 자주 소변 테스 트를 해 보았다. 나는 아무리 테스트를 해도 주황색인 Ph 시험지가 그 어떠한 색의 변화도 오지 않길래 불량품이 온줄 알았다. 그래서 건강 한 내 친척 동생에게 테스트를 해보니, 종이 색이 어찌나 선명한 초록 색이 되는지 깜짝 놀랐다. 산성 쪽은 주황색이고 중성은 올리브색이며 알칼리 쪽으로 갈수록 초록색으로 변한다. 나는 산성이라 그냥 주황 색으로 있었을 뿐이었던 거다. 건강하기 이를 데 없는 동생의 Ph가 약 알칼리의 완벽한 색을 보이는 것을 보고 산성 체질임이 '확인 사살'된 나는, 그때부터 알칼리성 음식을 먹는데 열과 성을 다했다.

그러나 나 같은 부실한 식생활로는 산성 체질을 바꾸는 것은 생각 보다 쉽지 않았고, 별짓을 다 해도 Ph 시험지의 색은 요지부동이었다. 나는 내 체질은 못 바꾸는가 보다 하고 거의 포기를 하였지만, 그래도 최소한의 노력은 멈추지 않았다. 이 글을 쓰면서 몇 년만에 처음으로 오랜만에 테스트를 해보니, 중성인 올리브색이 나온다. 이런 색을 본 건 처음이라 왠지 감격스럽다. 내가 근래 몸 상태가 괜찮은 것과 관련이 있지 않을까 생각해 본다.

내가 본격적으로 컨디션이 좋아진 이유 중 하나는, 펩타이드 계통의 한 건강식품을 섭취하면서였다. 내가 그간 좋다는 건강식품은 안 먹어본 것이 없고 돈을 그토록 퍼부었어도 내 통증에 가시적 효과를 본 것이 없는데, 이 제품 하나만 예외였다. 그래서 나는 이 고가의 제품을 2년 가까이 꾸준히 먹고 있는데, 제품 홍보 내용 중에 '산성 체질에 효과적'이라고 쓰여 있었다. (안타깝게도 이 제품은 현재 경제악화로 인한 업체 사정으로 인해 생산이 잠정 중단되었다.) 이 제품 덕인지 내 그간의 모든 노력의 결과인지는 모르겠으나, 예전에 그토록 노력해도 안 바뀌었던 내 산성 몸이 중성으로나마 바뀐 것은 매우 고무적이다.

산성 체질의 특징 중 하나가 교감신경의 긴장이라는 문헌도 읽은 적이 있다. 그런 만큼 일단 우리 몸을 약알칼리화시키는데 노력을 기울일 필요가 있다. 그리고 그에 필요한 가장 중요한 것은 우리의 먹거리 환경을 개선하는 것이다. 인터넷만 찾아봐도, 산성 음식과 알칼리성 음식이 무엇인지는 쉽게 알 수 있다. 알칼리성 음식은 열심히 찾아 먹고, 산성 음식은 최대한 피하자.

나의 삼차신경통 증세가 점점 심해지면서, 잔병 하나 없이 건강했던 내 몸은 병원에서 검사를 할 때마다 어찌나 계속 뭐가 나오는지, 거의 종합병원 수준이 되어갔다. 동맥경화, 대사질환, 당뇨위험군까지 되었다. 한번은 내 몸의 염증 수치가 심각한 수준이라는 소리를 들었다. 나도 이것은 내 몸 상태로도 어느 정도 예감하고 있던 일이었다. 몸에서 수시로 아토피 같은 증상이 여기저기에서 올라왔다. 심할 때는 얼마나 가려운지 피가 날 정도로 긁어댔다.

그리고 내가 공부를 계속할수록, 염증과 통증과의 깊은 상관관계에 대해 알게 되었다. 염증은 매우 다양하고 몸의 구석구석에 잠복해 있으며, 그것은 사람의 몸을 여러 가지 형태로 아프게 만든다. 아토피 등 눈에 보이는 염증은 극히 일부분이며, 오히려 몸 깊은 곳에 눈에 보이지도 느껴지지도 않는 저강도 염증이 더 무서운 존재이다. 면역력이 떨어지고 오염에 노출된 몸이 스스로 만들어내는 염증도 많다. 나의 경우는 병원에서 말하길, 외부에서 들어온 것이라기보다는 내 몸이 스스로 만들어내는 염증이라고 했다.

염증과 통증의 상관관계를 생각하면, 우리가 염증을 제거하는 일에 사활을 걸어야 한다는 것 또한 알 수 있다. 다양한 방법의 디톡스 요법이 있으므로, 각자에게 맞는 방법을 찾아보기 바란다. 내가 보기에 가장 먼저 시작할 수 있는 것은 앞서 말한 물 마시기이다.

우리 삼차신경통 환자들이 제일 힘들어하는 일 중 하나가 식사인 것은 두말할 것도 없다. 그래서 먹는 것이 부실하다보니 영양이 부족하기가 매우 쉽다. 나는 극통기에 최대 10일을 거의 굶다시피 한 적도 있다. 통증의 고통과 공포가 생존 본능을 이기는 경험은 쉽게 할 수 있는 일은 아니다. 이때 나는 확실하게 영양실조 상태였고, 마치 이디오피아 난민같은 모습이었다. 이러한 극통기에는 약도 잘 듣지 않는다. 카페 글을 보면 이 정도 되면 응급실에 가는 경우도 많은 듯한데, 나는 그런 것조차도 생각을 못 했었다.

그때 어느 날 지인이 집에 와서 어쩔 수 없이 근처 삼계탕집으로 함께 갔다. 나는 당연히 먹을 수 없을 것으로 생각했다. 그런데 국물을 입안에 떠넣어 보니, 먹을 수가 있었다. 그때 그 느낌은 잊을 수가 없다. 삼계탕의 국물과 쌀알이 입안을 지나 목으로 넘어가는데, 내 세포가 기뻐한다는 느낌을 받을 정도로 몸이 깨어났다. 밥이 보약이라더니, 그때 그걸 실감했다. 유동식 백날 먹어봐야, 밥과는 상대가 되지 않았다. 그리고 이때 내가 갑자기 식사할 수 있었던 것도, 정신적 요인과 상관이 있다고 생각된다.

일단 운동과 마찬가지로, 우리는 먹는 데 지장이 없을 때, 많은 것을 비축해놔야 한다. 열심히 좋은 음식을 잘 먹어서 몸을 만들어 놓도록 해야 한다. 내가 한창 병원을 전전할 때, 한 병원에서는 의사가 이런 표현을 했다. 지하수를 끌어올리려면 조금이라도 마중물이 있어야 가능한데, 나는 그 마중물마저도 완전히 바닥이 나서 물을 끌어 올릴 수조차 없다고. 여기서 말하는 물은 에너지, 영양, 기력 등등의 총체적 비유였다. 몸에 저장된 것이 없다 보니, 에너지도 영양도 모두 그때그때 먹은 것으로 끌어쓰고 그게 소진이 되면 뻗어버린다.

내 얼굴은 밥 먹기 전과 밥 먹은 후가 완전히 달라진다. 밥 먹기 전에는 파삭 쪼그라들어 있다가, 밥을 잘 먹고 나면 얼굴이 확 피면서 살아난다. 식사 전과 후의 외관상 나이가 최소 5년은 차이가 나는 거 같다고 한다. 함께 식사하는 사람들은 내 이런 모습을 신기해할 정도이다.

영양에 대해서는 각자 본인의 몸에 맞게 골고루 어떻게든 잘 먹으면 된다. 먹기가 힘들 때라도, 어떻게든 영양죽이나 유동식, 신선한 야채·과일 주스 등 평소에 어떻게 할지를 고민해두고, 몸에 영양을 채울 수 있도록 한다.

그러나 건강을 위한다고 채식만을 하는 것에 대해서는 나는 반대하는 주의이다. 완전 채식이 건강에 좋다고 하니 나도 몇 번이고 시도해 보았다. 그러나 채식만을 했을 때는 전혀 에너지가 나오지 않았다. 오히려 고기를 먹으면 기운이 쭉 올라갔다. 한의학에서 체질 구분해 체질에 맞는 것만을 섭취하는 체질식도 해보았지만, 전혀 좋지 않았다.

내 결론은, 우리같이 먹는 것이 힘든 사람들은 그냥 골고루 먹는 것이 제일 중요하다는 것이다. 나는 이 점에 대해 그냥 경험으로만 느낀 것이지만, 데이브 아스프리가 쓴 <슈퍼 휴먼>이라는 책에 '채식의 함정'이라는 부분을 보면 내가 느낀 것이 논리적으로 잘 정리돼 있는 것을 발견했다. 이 책은 한 백만장자 사업가가 (나처럼) 자신을 기니피그로 정의하고 건강과 노화방지를 위해 오만가지를 다 시도해보고 정리한 책이다. 그러나 그도 섭취하는 육류의 질과 양에 대해서는 매우 까다롭게 접근하고 있다는 점은 우리가 유념해야 할 점이다.

요즘은 '마이너스'가 각광받는 시대이다. 무엇이든 플러스가 좋은 것인 줄 알던 시대에서, 이제는 좀 더 미니멀하게, 불필요한 것을 없애는 쪽으로 변화하고 있다. 건강을 위해서도 마이너스 건강법이 점차 퍼지고 있다. 몸에 좋은 것을 더 넣으려고 하지 말고, 나쁜 것을 빼는 것이 더 중요하다는 것이다. 몸에 영양을 넣기 전에 선행되어야 하는 것이 독소를 빼는 것이다.

먹거리도 마찬가지이다. 좋은 것을 먹으려고 하기 전에 나쁜 것을 덜 먹는 것이 중요하다. 가장 대표적인 것이 밀가루이다. 나는 빵과 면을 너무나 좋아한다. 그러나 한번 작정하고 밀가루 음식을 끊으니 몸이 좋아짐을 느꼈다. 그러나 일상 속에 밀가루 음식이 너무나 많이 들어와 있어, 밀가루를 완전히 끊는 것은 정말 어렵다. 완전히는 못 끊더라도, 몸이 좋지 않을 때는 끊는 것이 좋다고 생각한다.

더 안 좋은 것은 튀긴 음식이다. 밀가루를 튀긴 것은 최악이다. 그런데 튀김은 대부분 밀가루 반죽으로 튀긴다. 내가 세상에서 가장 좋아하는 게 튀김이다. 진짜 미치겠다. 그러나 튀김은 대표적으로 염증을 유발하는 음식이다. 더욱이 오래된 기름으로 튀긴 것들은 독이나 마찬가지이다.

마지막으로 당분이다. 그나마 다행히 나는 단 음식은 아주 좋아하지는 않는데, 당분도 염증을 유발한다. 몸이 안 좋을 때, 기운 내겠다고 단 음식을 많이 먹는 것은 자제하는 것이 좋겠다.

우리가 흔히 정크 푸드라고 일컫는 것들은 모두 염증 유발 식품이자 산성 식품들이다. 인스턴트나 패스트푸드는 컨디션 좋은 경우에 한해, 정말 먹고 싶어서 죽을 것 같을 때만 먹는 것으로 하자. 나는 너무 먹고 싶은 것을 못 먹는 것도 스트레스를 유발해서 좋을 것이 없다고 생각하므로, 가끔은 이것저것 따지지 않고 먹는다. 그러나 좋아하던 것들도 계속 안 먹어 버릇하면, 별로 당기지도 않게 된다. 입맛이 바뀌는 것이다. 그러니 현명하고 참을성 있게 식생활을 유지하자.

뇌의 연료는 우리가 먹는 것이다. 우리가 나쁜 연료를 넣으면, 뇌의 성능은 그만큼밖에 움직이지 못한다. 그러나 사람은 원래가 의지박약이다. 갑자기 모든 것을 다 바꾸겠다고 성급히 나서면, 작심삼일은커녕 하루 이틀도 못 간다. 먹고 싶은 것을 참지 못한다고 자책하지 말고, 두 번 먹을 것을 한 번으로 줄이고, 세 번 먹을 것을 한 번으로 줄인다 생각하자. 뭘 먹을까 고민할 때, 지금까지는 그냥 입에 당기는 것만 생각했다면, 이제는 내 몸이 좋아할지 안 할지도 한 번 더 생각해보자. 그냥 장기간 천천히 조금씩 개선해나가면 충분히 가능하다.

3. 나를 위한 시간의 중요성

<민감한 사람들의 유쾌한 생존법>이라는 책을 오래전에 읽은 적이 있다. 그 책에서 '매우 민감한 사람들(highly sensitive person)'로 묘사하는 내용을 보면, 심인성증후군(TMS)에서 묘사하는 환자들의 특징과 겹치는 부분이 많다. 지금은 절판된 이 책은, 뒷부분에 민감한 사람들이 스스로를 보호하기 위해 취해야 할 방법에 대한 조언이 나오는데, 그중 하나가 누구도 침범하지 않을 자신의 시간과 공간을 마련해두는 것이다.

민감한 사람들은 갖가지 다양한 자극에 매우 예민하고 취약한 면이 있으므로, 이런 자극이 크게 주어질 때는 그 자극으로부터 벗어나 혼자 있을 수 있는, 심적으로 안전한 곳으로 피신할 필요가 있다. 이것은 민감한 사람들이 대개 내향형이라는 성격적 특성 때문이기도 하다. 나는 MBTI도 전문가 자격을 가지고 있는데, 이 성격 검사에서 가장 먼저 분류되는 것이 외향형이냐 내향형이냐의 구분이다. 외향형은 바깥으로 나가길 좋아하고, 많은 사람과 어울리는 것을 좋아하며, 혼자 있는 것을 못 견뎌 한다. 내향형은 반대로, 안에 있기를 좋아하고 많은 사람이 있는 곳을 싫어한다. 혼자 있는 것을 좋아한다.

나는 30대까지 내가 외향형인 줄 알고 살아왔다. 실제로 검사를 해보면 외향과 내향의 경계선에 걸쳐있다. 그러나 나는 빼도 박도 못할 내향형이다. 물론 나는 내성적이지는 않다. 내성적(shy)인 것과 내향적(introvert)인 것은 좀 다르다. 리더십이 강하고 항상 적극적이며, 모임 등을 해도 내가 주도적일 때가 많아, 이러한 내가 내향적이라는 것은 나도, 남도 쉽게 생각하지 못할 것이다. 그러나 외향형과의 확실한 차이는, 똑같이 사람들과 어울리는 것을 즐긴다 해도, 외향형은 그런 활동을 통해 에너지를 충전하고 힘이 나는 반면, 내향형인 나는 즐겁게 웃고 떠들고 나서는 집에 와서 지쳐 뻗어버린다. 외향형은 힘이 뻗쳐, 2차, 3차 가자고 조르는 동안, 나는 조용히 도망치는 것이 답이다. 외부 활동은 나의 에너지를 빼앗는다. 내가 에너지를 다시 충전하기 위해선 혼자만의 조용한 시간이 필요하다.

만일 내가 추측하는 대로 이 책을 읽고 있을 삼차신경통 환자의 상당수가 TMS라면 이것은 꼭 유념해야 할 사항이다. 우리는 우리만의 조용한 시간과 공간이 필요하다. 이것은 앞서 말한, 자극 또는 일상으로부터의 차단이라는 것과도 맥락을 같이 한다.

나의 책 <직장인도 따라할 수 있는 별장펜션 창업>은 일반인을 대상으로 한, 투자와 창업을 위한 실용서이지만, 삼차신경통 환자로서 인생을 살면서 깨달은 부(富)에 대한 철학을 담은 책이기도 하다. 나는 삼차신경통이라는 천형과도 같은 병을 가지게 되면서, 재정 문제가 얼마나 중요한지를 절실히 깨달았다. 나는 삼차신경통 발병 직전과 초기에 집중적으로 수입의 파이프라인을 만들기 시작했고, 그 덕에 나중에 병으로 일을 그만두는 일이 생겼어도 생존을 걱정하지는 않아도 되었다. 그리고 재정적인 여유는, 내가 병을 고치기 위해 별의별 시도를 다 해보는 것을 가능하게 만들어주었다. 내가 이곳에서 전달하는 지식과 경험은 하나가 몇천만 원짜리(?)도 있다. 뭐든 알고 나면 별것 아닌데, 그것을 알게 되기까지는 엄청난 노력을 해야 하거나, 혹은 엄청난 투자를 했는데 딱 한두 가지 건질만 한 것이 있거나 아예 실패로 끝난 경우도 많았다. 이 책은 그러한 노력의 결과물이다. 그리고 그런 활동이 가능했던 것은 재정적 능력이 따라줬기 때문이다.

그런데 나는 중간에 병도 힘들고 사는 것도 힘들고, 모든 것이 다 귀찮아 거의 자포자기 상태가 되었었다. 그러자 내 재정 상황은 급격하게 악화했다. 왜 병자가 있는 집이 가난해지는지 이해가 되었다. 무엇보다도, 건강을 잃으면 운도 잃는다. 나는 내 병이 관리가 되고 호전되면서, 끝없이 바닥으로 내리꽂던 내 인생 곡선도 다시 전환점을 맞았다는 느낌을 강하게 받았다.

재정계획을 세울 때, 반드시 지출해야 하는 항목을 정하고 따로 분리해서 관리하라는 이야기를 들은 적이 있다. 이것은 새로울 것이 없는데, 내 기억에 남는 것은 '즐기기' 항목을 만들어서 그것은 다른데 쓰지 말고 오직 자신을 위해 즐기는 용도로만 쓰라는 것이었다. 그 용도로 쓰지 않는다면 계속 이월해서 언젠가 정말 자신이 원하는 것을 하는 데 쓰라는 것이었다. 내가 보기에도 삶의 균형을 위해 좋은 생각 같았다.

나는 여러분도 이런 용도의 돈을 매달 적립해놓을 것을 권하고 싶다. 단 노는 용도가 아니라, 우리가 병을 (정확하게는 몸과 마음을) 관리하는 데만 쓰는 용도의 돈이다. 큰 금액이 아니라도 좋으니, 꼭 실천해보길 권한다. 그 돈은 여러분이 너무 힘들고 고통스러울 때, 뭔가 하고 싶은 것이 있거나, 어디론가 떠나고 싶거나, 그 무엇이 되었든 당신 자신을 위로하고 스스로를 응원해주기 위한 목적의 돈이다.

마지막으로 하고 싶은 조언은, 인간관계도 손절이 필요하다는 것이다. 나는 어렸을 때부터 남의 부탁을 거절 못해 호구가 되는 일이 많았다. 뭔가를 냉정하게 따지고 계산하는 것을 잘 못하여, 차라리 항상 내 쪽에서 손해를 보는 것을 택했다. 나는 남이 무언가를 해주면 너무나 고마워하고 잊지 않는데, 남들은 나에게 도움을 받아도 고마운 줄도 모르는 사람이 많았다. 나는 혹시라도 돈을 빌리면 절대로 잊는 법 없이 어떻게든 빨리 갚는데, 내 돈이 남에게 가면 돌아오는 경우가 드물었다. 나는 약속을 하면 철석같이 지키는데, 어떤 때는 약속을 잘 지키는 내가 도리어 바보가 되는 상황이 생길 때도 많았다. 내가 진짜 바보는 아니니 그런 게 다 내 눈에 뻔히 보이는데도, 나는 그러고 살았다.

　좀 아닌데, 이상한데, 하면서도 어떻게든 좋은 면을 보려고 노력하면서 차마 연을 끊지 못하고 질질 끌려다녔다. 나는 직관이 발달한 사람이라, 그런 식으로 나의 직관이 빨간 신호를 보내는 사람은 거의 예외 없이 끝이 좋게 끝나지 않았다. 그런데도 나는 사람을 내 쪽에서는 끊어내지를 못했다.

　나는 사람을 잘 믿었다. 그리고 절대 사람을 믿는 것을 멈추지 않겠다고 결심하고 있었다. 왜냐하면 내 주변에는 좋은 사람들이 더 많았기 때문에, 몇 되지도 않는 믿지 못할 사람들 때문에 믿어야 할 사람들까지 믿지 못하게 된다면, 그건 너무 슬픈 일이라고 생각했기 때문이다. 그러나 이제는 달리 생각한다. 그것은 너무 어리고 순수한 생각이었다. 순수한 마음은 아름다운 것이므로 잃어서는 안 되지만, 그것이 나를 세상으로부터 무방비하게 만든다면 나름의 방패는 만들어야 한다.

다른 사람을 믿는 것이 아니라 나를 믿어야 했다. 나는 내 마음이 보내는 경고를 믿기보다, 타인을 믿었다. 그렇게 무작정 다 믿을 필요는 없었다. 게다가 호텔 일을 하면서 정말 상처가 되는 경험을 많이 했다. 내가 진심을 다해 믿은 사람들이 뒤통수를 치는 일이 비일비재했다. 열 길 물속은 알아도 한 길 사람 속은 모른다는 것을 뼈저리게 실감했다.

<더해빙>을 쓴 운(運)컨설턴트 이서윤 씨가 한 말 중 기억에 남는 것이 하나 있다. "선연(善緣)이 악연(惡緣)으로 돌아서는 일은 있어도 악연이 선연으로 돌아서는 일은 없다". 나는 사람과의 인연을 정말 소중히 여기는 사람이다. 앞으로도 그럴 것이다. 그러나 이제는 나이도 먹을 만큼 먹고 나니, 인생도, 환경도, 재정도, 인간관계도, 정리가 필요하다는 것을 깨달았다.

TMS 환자들은 성격의 특성상, 나처럼 끊어내야 할 사람을 매정하게 못 끊어내고 끌려다니는 사람들이 있을 수도 있다. 선하고 책임감이 높은지라, 모든 사람을 보듬어 안으려고 소중한 에너지를 쓰고 있을 수도 있다. 특히 가족에 대한 무거운 책임감이나 내적 갈등을 인지하지도 못한 채, 무의식이 올려낸 병과 사투를 벌이고 있을 수도 있다. 내가 깨달은 것은, 나라는 존재는 너무나 소중하기 때문에 나와 맞지 않는 인연과는 힘들어도 과감히 손절해야 할 필요가 있다는 것이다. 이렇게 말하는 내게도 매우 어려운 일이다. 그러나 조금씩이라도, 천

천히 남과 나의 무게중심을 제대로 세워야 할 필요는 확실히 있다.

나를 위한 시간을 만들고, 나를 위한 돈을 준비하며, 함께 할 때 행복한 사람들과만 인연을 만들자. 나의 존재적 독립성과 세상을 향해 똑바로 중심을 잡는 것은 이제 우리 병을 위해서도, 험한 세상을 제대로 살기 위해서도 꼭 필요한 일이다.

4. 꽃 한 송이의 여유

　나는 인생을 바쁘게, 열심히만 살았었다. 한국에 귀국하고 나서는 더욱 바쁘고 치열하게 살았다. '빨리빨리'로 대표되는 한국 사회의 스피드는, 미국 조용한 뉴저지에서 살다가 온 나에게는 그야말로 눈이 돌아갈 지경이었다.

　한국은 재미있다. 외국에서 살다 돌아오니 한국은 역동적이고, 별의별 재미있고 신기한 것이 많은 곳이었다. 그러나 그만큼 복잡하고 정신없는 곳이기도 하다. 사기꾼도 많고, 이상한 사람도 많다. 미국 교포사회에서는 사람들이 '미국은 지루한 천국, 한국은 즐거운 지옥'이라는 말을 하곤 했다. 나는 그 말이 상당히 적절한 비유라고 생각한다.

　미국은 살기도 좋고 평화롭다. 너무 평화로운 나머지 좀 지루하다. 나는 몇 년 전에 정말 오랜만에 미국에서 내가 살던 동네에 갔었는데, 유령 도시에 간 것 같은 느낌이었다. 10년 만에 갔는데도, 변한 것이 거의 없었던 탓이다. 동네도, 가게들도, 내가 다니던 교회도, 그 안의 사람들도 모두 그대로 있었다. 내가 아기 적에 보았던 아이들이 장성해 있었다는 것 외에는 거의 변함이 없었는데, 그게 왜 살짝 섬뜩하게 느껴졌는지는 나도 모르겠다. 일본도 좀 비슷하다. 아무리 오랜만에 가도, 변화가 별로 안 느껴진다.

　한국에서는 상상도 할 수 없는 일이다. 한국의 거리는 불과 1~2년만 지나도 다 바뀌곤 한다. 트렌드에 민감하고, 변화무쌍하고, 새로운 것들이 항상 나온다. 나는 이런 한국이 너무 좋았다. 내가 비록 놀 줄은 몰라도, 다양한 볼거리, 먹거리, 즐길 거리가 항상 여기저기에 있는 한국은 즐거운 곳이었다. 미국에서도 문화생활은 화려한 도시인 뉴욕에서 했지만, 내 고향에서 내 언어로 누리는 것은 완전히 다른 느낌이다.

그러나 즐거움이 행복이라는 뜻은 아니다. 사람들의 표정은 무표정했고, 항상 뭔가에 쫓기는 듯 살았으며, 도시의 아파트는 메마르고 답답했다. 나는 나도 모르는 새에 점점 시들어갔던 것 같다. 하루하루가 스트레스였다.

미국에서 살 때는 그렇게 큰 스트레스를 느낀 적이 많지 않다. 내가 인생에서 가장 편했다고 생각하는 때는, 미국에서 직장생활을 할 때였다. 학생 시절 내내 고생하다가 드디어 졸업하고 취업을 했다. 매달 넉넉한 월급 따박따박 주고, 수평적인 관계라 직장 스트레스라는 것은 아예 없는 미국 직장을 다니니, 이래도 되나 싶을 정도로 편했다. 다들 자기 일만 알아서 제대로 하면 되었지 남에게 참견하거나 잔소리를 하는 것은 생각도 할 수 없는 분위기였다. 그러나 한국에서는 이렇게 믿고 일을 맡겼다간, 낭패를 보기 일쑤였다.

한국인의 행복지수가 OECD 최하위권이라는 것은 새삼스러운 뉴스도 아니다. 한국 사회의 스트레스는 그 안에서 계속 살아온 사람들은 그냥 그러려니 할지 몰라도, 외부에서 살다가 온 사람 눈에는 일반적 수준이라고 할 수 없는 정도의 높은 강도이다. 나는 삼차신경통 발병 후 통증 때문에도 힘들고, 통증으로 인한 우울증과 공포증 때문에도 괴로웠다. 그래도 그 전까지는 행복하지는 않아도, 불행하다고까지 느낀 것은 아니다. 사는 게 너무 힘들기는 하지만, 나는 여전히 감사할 것이 많은 사람이었다. 그러나 호텔 일에 관여하면서부터는 하루하루 불행하지 않은 날이 없을 정도였다. 병보다도 더 고통을 주는 것이 인간 같지도 않은 사람들과의 얽힘이었다. 나는 한국 사회의 부조리와 어두운 면을 처음으로 직접 경험하며 계속 절망스러운 느낌이 들었다. 그리고 이것은 나의 통증을 더 악화시키며 악순환의 끝없는 고리 속으로 점점 빠져들어 갔다.

나는 완전히 개미지옥에 빠진 듯한 느낌이었다. 그 안에서 아무리 허우적거려도 도저히 나올 방법이 없어 보였다. 해결을 해보겠다고 발버둥은 치고 있었지만, 나 혼자도 아니고 수많은 사람들이 각기 다른 생각과 이해관계를 가지고 행동을 하고, 시행사는 일반인은 상상도 못할 갖가지 수를 쓰니, 사건이 벌어지지 않는 날이 없는 지경이었다. 게다가 다른 사람들은 안 되겠다 싶으면 그냥 뒤로 빠져버리면 그만이니, 계속 앞에서 버티고 있는 내가 모든 뒷감당을 해야 하는 어이없는 상황이 이어졌다. 나는 원래 좀 떨어져서 숲을 보고 큰 그림을 그리는 사람인데, 멀리 떨어지기는커녕 난장판에서 뒹굴고 있었다. 심리학을 공부하게 되면, 이런 상태에서는 어떻게든 빨리 벗어나서 자신을 객관화시키는 것이 중요하다는 것을 배운다. 그러나 그냥은 이런 것이 쉽지 않다.

나는 그 와중에 상담심리학 전공으로 대학원에 진학해, 나의 두 번째 박사과정을 시작했다. 가끔씩 가는 학교가 나를 집과 현장에서 물리적으로 떨어뜨리는 역할을 해 주었다. 강의실에 들어가 있으면, 그 정상적이고 평화로운 분위기가 너무나 생경하게 느껴졌다. 마치 전쟁터에 있다가, 전쟁과는 전혀 상관없는 다른 세상에 갑자기 떨어진 것 같았다. 학교에 있는 게 생시가 아닌 꿈같기도 하고, 아니면 내가 호텔에서 겪는 일들이 꿈같이 비현실적으로 느껴지기도 했다.

그러던 어느 날 학교 주차장 갓길에서 너무나 예쁜 들꽃을 발견했다. 나는 그렇게 오묘한 색감을 가진 꽃은 처음 보았다. 꽃송이가 큰 꽃이 아니라서 잘 들여봐야 그 아름다움을 알 수 있었지만, 자연의 신비로움과 신의 경탄할만한 솜씨에 대해 절로 찬양이 나올 정도였다. 꽃을 몇 송이 땄다. 생전 해본 적이 없는 행동이었다. 그 꽃을 신주단지 모시듯 하며, 집까지 가지고 왔다. 작은 컵에 그 꽃송이를 꽂아 일하는 책상 위에 올려두고, 보고 또 보고 했다. 꽃을 감상하는 것이 그렇게 기쁘고 나를 행복하게 해줄 수 있다는 것은 상상해 본 적도 없는데, 나는 그 꽃에 완전히 반해버렸다. (나는 아직도 그 꽃의 이름을 모른다.) 어찌 보면 보잘것없는 들꽃을 옆에 끼고 계속 들여다보며 좋아하는 나를 보며, 함께 지내던 내 친척 동생도 신기해했다.

그 사소한 삶의 한 장면은, 전투에 지친 나머지 무감해지고 있던 나의 마음 안에서 메말라 죽어가고 있던 나의 감성을 일깨워주는 계기가 되었다. 그리고 제주도의 별장에 가게 되면서 본격적으로 다시 싹을 틔웠다. 제주 별장에서는 벽 한 면을 차지하는 거실 유리창 밖으로 보이는 탁 트인 하늘에 흘러가는 구름을 멍하니 보는 것이 즐거움이었다. 집 바깥의 산책로를 거닐며, 이름 모를 잡초의 기가 막힌 향기를 맡는 것이 큰 기쁨이었다. 저녁에 하늘을 붉게 물들이며 형형색색으로 변해가는 저녁노을을 보는 것은 벅찰 정도의 충만감을 주었다.

이렇게 자연을 느끼면서 나를 점점 더 객관화시키니 머릿속도 점차 정리되었다. 몇 주를 호텔에 있어도 정리가 안 되던 생각들이, 제주에 가면 하루 이틀 만에 명료하게 정리되고 나의 성격적 특성인 직관력과 통찰력이 발휘되며 큰 숲을 볼 수가 있게 되곤 했다. 아, 이래서 사람은 자연 안에서의 휴식이 필요하구나, 하고 절감했다.

우리는 너무 도시의 편리함과 기계적으로 지나가는 일상생활에 익숙해져 있다. 이런 익숙함을 당연하게 생각하지 말고, 인간의 본성이 항상 그리워하는 자연에 대한 관심을 좀 더 가지는 것이 좋겠다고 생각한다. 자연은 한번 느끼기 시작하면, 점점 더 그리워하게 되고, 그 안에서 더욱 기쁨을 느낄 수 있게 된다.

우리같이 병의 치유를 간절히 바라는 사람들은, 우선 내 마음이 진심으로 기뻐하고 행복해하는 것이 무엇인지부터 찾아야 한다. 나는 이런 것을 미처 모르고, 알려주는 사람도 아무도 없으니, 맨땅에 헤딩식으로 아무거나 하나만 맞아라, 하는 식으로 내가 가지고 있는 총알을 아까운 줄도 모르고 다다다다 온 사방에 쏴대며 좌충우돌했다.

중요한 것은 방향성이다. 이것은 건강을 위해서도, 부(富)를 위해서도, 인생의 행복을 위해서도 똑같이 적용되는 원리이다. 그리고 내가 이 책을 쓰는 이유도 정답을 알려주기 위한 것이 아니라 방향성을 제시하기 위함이다. 정답은 나도, 그 누구도 모르며, 또한 그 답은 사람에 따라 각자 다 다를 것이다. 또한, 그 정답은 하나만도 아니며, 여러 가지가 합쳐진 것일 수도 있다.

심리학에는 '접지(grounding)'이라는 용어가 있다. 심적으로 공중에 떠 있거나 땅속으로 침잠해있지 않도록, 물리적으로 내 발을 지면에 붙여 발에 닿는 감각을 느끼고, 내가 지금 여기에(here and now) 단단히 우뚝 서 있음을 바라보는 것으로 마음챙김을 하는 심리치료기법의 하나이다. 다른 곳에서는 맨발로 걸으며 발바닥으로 땅을 느끼는 것을 접지(earthing)라고 하는 경우도 보았다. 무엇이 되었든 우리의 몸과 마음에 매우 효과적인 방법이다.

나는 제주에서 별장 생활을 경험하고 나서, 지난 겨울에 아예 강원도의 전원주택으로 이사를 했다. 어쩌다 보니 한국 최북단과 최남단을 왔다 갔다 하는 생활을 하고 있는데, 어디에 있든 나에게 큰 행복감을 준다. 심리학을 공부하기 전에도, 자연 안에서는 자연스럽게 접지가 되었다. 나는 자연 속을 혼자서 조용히 거닐 때, 내 몸과 마음이 현실감 있게 현재에 머무는 것을 경험하곤 했다.

이것은 우리 환자들뿐만 아니라, 병이 걸리기 전의 건강한 사람들에게도 중요한 일이다. 흙을 딛고, 자연을 느끼고, 그동안 생활에 치여 미처 보지 못했던 자연 속의 숨은 아름다움을 찾아내고 경탄하며, 그 안에서 즐거움과 행복, 감사함을 찾아내는 것은 우리 마음 안에 있는 아이를 기쁘게 해주는 일이다. 현대인의 생활에서는 쏟아지는 자극이 너무 많아, 내 안의 감각을 찾기가 너무 어렵다. 생활에 끌려가지만 말고, 나가서 햇빛을 느끼고, 꽃 한 송이, 풀 한 포기를 보며 내가 살아있음에 감사하는 마음과 여유를 가져보자.

나는 내 삶의 고통에 감사한다. 삼차신경통은 세상에 가득한 아름다움과 인간의 마음속에 있는 아름다움을 볼 수 있는 눈을 나에게 주었다. 내가 얻은 것들을 다른 사람들도 공유하면 좋겠다. 꽃 한 송이의 여유. 나의 삶을 되찾아 준 그 여유가, 통증에 신음하는 모든 이들을 치유하고, 복잡한 일상에서 탈출을 꿈꾸는 보통사람들에게 새로운 삶을 선물할 수 있다고 진심으로 믿는다.

Q&A 통증을 이기는 명상법

▷ 명상이 통증 완화에 도움이 된다는데, 어떻게 하면 되나요?

명상은 어려운 것이 아니고, 어떤 규칙이 있는 것도 아니다. 편안하게 자리에 앉아 눈을 감고 내 호흡을 느껴보는 것이 기본이라고 할 수 있다. 인터넷, 동영상, 책으로 많은 자료가 나와 있으니, 찾아보면 처음 시작하는 사람도 따라 할 수 있다.

내가 하고 있는 '도리도리 명상법'과 '치유를 위한 명상법'을 간단히 소개한다. 중간에 어떤 생각이 떠올라도 그냥 흘러가는 구름 바라보듯 하면서, 잘 하고 못 하고의 개념도 없이 그저 꾸준히 하루에 5분, 10분이라도 명상하는 시간을 가져보자.

[도리도리 명상법, 따라해 보세요]

1. 차분하게 반가부좌로 넓고 안정감이 있는 바닥에 앉는다.
2. 방석을 깔아 최대한 앉은 자세가 편안하게 될 수 있도록 만든다.
3. 손은 양 무릎 위에 편안하게 놓는다. 손의 방향은 자유롭게 해도 된다. 엄지와 검지 또는 중지로 링을 만들고, 혀를 입천장으로 자연스럽게 닿게 하면 에너지의 순환이 잘된다고 한다. 부처님 자세를 연상

하면 된다.

4. 아주 부드럽게 머리와 목에 무리가 되지 않도록 살살 도리도리를 한다. 처음부터 강하게 도리도리하지 않도록 주의한다.

5. 도리도리를 하다 보면 조금씩 도리도리 강도를 세게 하게 되기도 하고, 저절로 무한대를 그리는 동작이 나오기도 하고, 몸이 조금씩 움직이기도 하니, 몸이 하는 대로 자연스럽게 따른다. 목에 힘이 들어가지 않게, 자연스럽게 몸에 나를 맡긴다는 느낌으로 한다.

6. 내 목의 움직임에 감각을 집중한다. 호흡을 얕게 하지 않도록 주의한다. 계속 배까지 숨을 쉬는 깊은 심호흡을 하도록 한다. 처음부터 깊은 호흡이 안 된다고 좌절하지 말고, 호흡은 계속 연습하면 깊어지게 된다.

7. 너무 무리하지 않게 하고, 잠시 멈추고 몸의 느낌을 바라보며 깊이 호흡한다.

[치유를 위한 명상법, 따라해 보세요]

1. 앉은 동작은 도리도리 명상법과 동일하다.

2. 신이나 절대 존재, 또는 내 무의식에 내 고통이 줄어들도록 도움을 요청한다.

3. 천천히 내면의 눈으로 내 삼차신경을 시각화하여 바라본다. 목 뒤부터 얼굴로 이어지는 신경을 상상하며, 마음의 눈으로 쓰다듬고 어루만져 준다.

4. 투명한 푸른 물색 치유의 빛이 그 신경을 에워싸는 상상을 한다.

그 치유의 빛이 아파하는 삼차신경을 천천히 치유해가는 모습을 그려 본다.

5. 삼차신경 안에 있던 통증이 끈적한 점액질같이 신경 안에서 몸 밖으로 빠져나오는 상상을 한다.

6. 그 점액질을 없애버린다. 불에 태워도 좋고, 햇빛에 부서지거나 점점 작아져 사라져버리거나, 먼 우주로 날려 보내는 등 방법은 원하는 대로 하면 된다.

7. 내 삼차신경을 마음의 눈으로 계속 어루만지며, 고생시켜서 미안하다고 전한다.

8. 나의 내면에 있는 진짜 나에게도 나를 지켜줘서 고맙다고 감사의 말을 한다.

9. 이러는 동안, 점차 더 깊은 호흡으로 들어가도록 한다.

질병이 준 깨달음, '삶의 밸런스'를 찾다

어느덧 50대가 되었다. 인생의 변곡점에 서있다. 내 젊은 날에 충격을 주었던 삼차신경통의 늪에서 어느 정도 벗어나 이제 조금은 느긋하고 편안한 시간을 보낼 수 있게 됐다는 점에서 또 다른 변곡점이 펼쳐지고 있다. 그리고 이 책을 발행하기 위한 여러 과정을 거치면서 삼차신경통에 관한 나의 태도와 자세에 대한 변곡점 또한 마련되었다고 말할 수 있다.

10년을 준비했다. 삼차신경통과 만난 뒤 15년이 지났고, 책을 쓰겠다고 마음먹고 또 10년이 지난 것이다. 그동안 세상이 많이 바뀌고, 의학도 많이 발전했다. 코로나19라는 전대미문의 팬데믹 속에서 온 세상이 방황하고 있지만, 우리는 차곡차곡 실력을 쌓아가고 있다. 삼차신경통도 그렇다. 의학 정보도 조금씩 많아지고 있고, 내 경험과 다른 사람들의 경험도 풍부해졌다. 10년 전의 메모들을 보면서 그때의 내 모습과 정보 수준을 떠올려 보면 엄청나게 큰 성장이 이뤄졌음을 쉽게 알 수 있다. 그래서 지금, 말하고 싶은 것들, 쓰고 싶은 내용들이 넘쳐나지만, 일단은 내 경험과 내 생각에 집중했다.

요즘 삼차신경통 환자들의 발병 나이가 점점 어려지는 추세다. 안타깝기 그지없는 일이다. 현대인의 생활이 그렇게 만들어 가는 것 같아, 어찌할 도리가 없어 보인다. 지금은 한참 전의 일 같지만, 나를 돌아보면, 나 또한 30대 후반에 발병해, 열심히 일하고 열매를 맺어야하는 나이인 40대 내내 병과의 사투를 벌여야 했다. 소중한 10년, 인생의 황금기가 그렇게 지나가고, 50대에 들어서서야 심신을 수습하고 투병과 인생을 어느 정도 균형맞춰 살아가기 시작했다.

이 책을 읽은 독자 여러분은 지금 몇 살인지, 무슨 일을 하는지, 삼차신경통이 어느 정도 상태인지 궁금하다. 다들 다를 것이다. 그렇지만 고통스러워하고 있다는 것만은 같을 것이다. 이 모든 이들에게 꼭 하고 싶은 말이 있다. 절망하지 말라는 것이다. 치유하기 어려운 질병이지만, 삼차신경통을 극복하거나, 적어도 함께 살아가는 방법은 있다는 것을 기억하자.

물론, 내려놓아야 하는 것들이 있다. 비워야만 하는 것들도 있다. 도저히 견뎌내기 어려울 것 같은 극심한 고통의 시간들도 있다. 각자의 여정이, 자신이 감당해야 할 만큼의 고뇌가 있다. 그렇지만, 이를 견뎌내고 새로운 인생을 다시 시작하는 마음으로 살고자 하는 사람도 있다는 것을 기억하자.

이 책을 읽으면 자신의 경험과 다른 측면도 있고, 받아들이기 어려운 대목이 있을 수도 있다. 그러나 나 또한 나만의 고통과 싸워왔고, 도저히 견딜 수 없을 것 같은 고통의 시간들을 지나왔음을 알아주길 희망한다. 그래야, 이 책의 독자들도 자신의 방법을 찾아 삼차신경통과 더불어 살아가는 길을 만들어 갈 수 있을 것이라 믿는다.

나 자신이 겪은 통증만도 너무나 다양해 일일이 다 글로 정리할 수 없을 지경인데, 다른 이들의 고통이 모두 설명 가능할 리 없다. 나는 다만 하나의 방향타 역할을 하면 족하다. 아주 기본적인 정의들, 사항들은 충분히 공감할 수 있을 것이로되, 자신의 인생을 건 지향점은 나의 경험을 통해 스스로 만들어 가면 될 것이다.

이제 이 책을 마무리하면서, 거듭 강조하고 싶은 말을 하자.

오랜 투병의 시간을 거치면서, 길고 지루한 연구와 학문의 세월들을 지내면서, 내가 인생에 있어 가장 중요하게 생각하게 된 가치는 '삶의 균형'이다. 건강과 행복, 부와 사랑, 일과 관계 등 인생에서 꼭 필요한 것들을 어떻게 균형 있게 채워나갈 것인지 고민하고 통찰해야 한다. 균형이 깨지면, 인생에는 어떤 형태로든 문제가 생긴다. 문제가 생겼을 때야 비로소 균형이 중요하다는 것을 알게 되고, 다시 균형을 잡아가려 노력하게 된다. '삶의 밸런스'를 다시 잡아야 건강하고 행복한 삶이 가능해진다. 나에게 있어 삼차신경통은 그런 점에서 어떤 기회가 되었다. 이제부터 내 삶을 어떻게 균형 잡아갈 것인지 내게 숙제를 던져준 셈이다. 삶의 균형감을 되찾게 되면, 혹시라도 삼차신경통이 다 낫지는 않더라도 그 질병과 함께 아름답게 살아갈 수 있게 될 것이다.

이제 삼차신경통을 죽여버려야 할 적으로 미워하지 말고, 나를 살리려고, 내 인생을 돌아보라고 일깨우러 와준 고마운 나의 아이로 여기고 동행하기로 하자. 삼차신경통이라는 병이 우리에게 주고자 한 교훈과 삶의 의미, 그리고 목적을 깨달을 수 있게, 이 기회를 헛되이 하지 말자. 그렇게 살아가면 우리는 매일매일 기적을 경험할 수 있다. "우리는 매일매일 모든 면에서 더 좋아지고 있다."

질병은 우리에게 저주일까, 축복일까? 내 삶을 돌아보는 계기를 제공했다는 점에서, 나는 삼차신경통이 고맙다. 여러분의 삶 속에서 삼차신경통이 축복이 되느냐 마느냐는 지금, 여러분의 작은 결심에서 갈림길로 들어설 수 있다. 삼차신경통, 그리고 기타 뇌신경 관련 질환 및 만성통증의 고통과 맞서 싸우고 있는 모든 이들에게 진심으로 뜨거운 응원을 보낸다.

참고 문헌

대한두통학회, 《두통학》 군자출판사, 2009
대한통증학회, 《통증 의학》 군자출판사, 2009, 2018
존 사노 저/ 이재석 옮김, 《통증혁명》 국일미디어, 2006
존 사노 저/ 신승철 옮김, 《TMS 통증혁명》 승산, 2007
존 사노 저/ 승영조·최우석 옮김, 《통증유발자, 마음》 승산, 2011

＊위의 책들은 이 책 집필 과정뿐 아니라, 삼차신경통 투병 과정에도 큰 도움이 되었습니다. 본문에 인용문헌을 밝힌 경우에는, 이곳에 따로 정리하지 않았습니다.

＊이 책은 건강관리와 관련된 조언과 정보를 담고 있습니다. 이 책은 의사의 조언을 대신하기 위한 책이 아니므로, 의사의 전문 소견이 필요한 경우, 의사와 상담하여 주시기 바랍니다. 저자의 경험에 기반한 책이므로, 이 책의 내용과 같이 행동하려 할 때에는 신중하게 고려해 결정할 것을 권고합니다.